全国中医药行业高等职业教育"十二五"规划教材配套教学用书

中药药剂学习题集

（供中药类专业用）

主　编　张炳盛（山东中医药高等专科学校）
　　　　王　峰（辽宁医药职业学院）
副主编　郭慧玲（江西中医药大学）
　　　　雷志钧（湖南中医药大学）
　　　　亓国锋（安阳职业技术学院医药卫生学院）
　　　　冯传平（湖南中医药高等专科学校）
编　者　（以姓氏笔画为序）
　　　　王　峰（辽宁医药职业学院）
　　　　亓国锋（安阳职业技术学院医药卫生学院）
　　　　冯传平（湖南中医药高等专科学校）
　　　　孙晓玲（长春职业技术学院）
　　　　张　奎（广东省新兴中药学校）
　　　　张炳盛（山东中医药高等专科学校）
　　　　袁继伟（黑龙江省中医药学校）
　　　　郭慧玲（江西中医药大学）
　　　　梁丽丽（山东中医药高等专科学校）
　　　　曾　彬（四川中医药高等专科学校）
　　　　雷志钧（湖南中医药大学）

中国中医药出版社
·北 京·

图书在版编目（CIP）数据

中药药剂学习题集/张炳盛，王峰主编. —北京：中国中医药出版社，2016.12（2020.6重印）
全国中医药行业高等职业教育"十二五"规划教材配套教学用书
ISBN 978 - 7 - 5132 - 3752 - 9

Ⅰ. ①中… Ⅱ. ①张… ②王… Ⅲ. ①中药药剂学 - 高等职业教育 - 习题集
Ⅳ. ①R283 - 44

中国版本图书馆 CIP 数据核字（2016）第 264392 号

中 国 中 医 药 出 版 社 出 版
北京经济技术开发区科创十三街31号院二区8号楼
邮政编码　100176
传真　010 64405750
三河市同力彩印有限公司印刷
各地新华书店经销

*

开本 787 × 1092　1/16　印张 13　字数 292 千字
2016 年 12 月第 1 版　2020 年 6 月第 3 次印刷
书　号　ISBN 978 - 7 - 5132 - 3752 - 9

*

定价 39.00 元
网址　www.cptcm.com

如有印装质量问题请与本社出版部调换（010 - 64405510）
版权专有　侵权必究
社长热线　010 64405720
购书热线　010 64065415　010 64065413
微信服务号　zgzyycbs
书店网址　csln.net/qksd/
官方微博　http://e.weibo.com/cptcm
淘宝天猫网址　http://zgzyycbs.tmall.com

编写说明

本习题集是全国中医药行业高等职业教育"十二五"规划教材《中药药剂学》的配套教学用书，是以《中药药剂学》教学大纲和国家执业药师考试（中药）大纲为命题依据编辑而成。本习题集供高职高专中药类专业教学使用，亦可作为参加函授、自学、执业药师考试的参考用书。

编写本习题集是为了帮助教师全面系统地进行教学，引导学生系统地掌握专业知识，培养和提高学生分析问题和解决问题的能力，加深学生对教材内容的理解和掌握程度，达到教学大纲所规定的知识目标、技能目标的要求；同时，亦可为各校建立题库，实施教考分离奠定基础。

本习题集覆盖教材内容面广、重点突出，设有选择题（包括A型题、B型题、X型题）、名词解释、填空题、是非题、简答题、论述题、计算题等规范化题型。本习题集以全国中医药行业高等职业教育"十二五"规划教材《中药药剂学》的章为排列顺序，每章后附有参考答案，便于学生进行达标自我测试、自我评分及自我反馈矫正，亦可作为教师评分标准使用。

参加本习题集的编写人员为全国中医药行业高等职业教育"十二五"规划教材《中药药剂学》的编写人员。本书在编写过程中，得到了各参编单位领导及教师的大力支持和帮助，并提出了许多宝贵意见。

由于编者水平有限，编写时间仓促，因此难免存在不足之处，敬请广大师生和读者提出宝贵意见，以便再版时修订和完善。

编　者
2016 年 10 月

目　录

第一章 绪 论

习 题

一、选择题

【A 型题】

1. 以中医药理论为指导，运用现代科学技术，研究中药药剂的处方设计、基本理论、制备工艺、质量控制与合理应用的综合性应用技术科学，称为（ ）

   A. 中成药学　　　　B. 中药制剂学　　　　C. 中药调剂学　　　　D. 中药药剂学

   E. 工业药剂学

2. 研究中药方剂调配、服用等有关理论、原则和技术的科学，称为（ ）

   A. 中成药学　　　　B. 中药制剂学　　　　C. 中药调剂学　　　　D. 中药药剂学

   E. 中药方剂学

3. 《药品生产质量管理规范》的简称是（ ）

   A. GMP　　　　　　B. GSP　　　　　　　C. GAP　　　　　　　D. GLP

   E. GCP

4. 非处方药的简称是（ ）

   A. WTO　　　　　　B. OTC　　　　　　　C. GAP　　　　　　　D. GLP

   E. GCP

5. 《中华人民共和国药典》（以下简称《中国药典》）第一版是（ ）

   A. 1949 年版　　　　B. 1950 年版　　　　C. 1951 年版　　　　D. 1952 年版

   E. 1953 年版

6. 《中国药典》现行版是（ ）

   A. 1977 年版　　　　B. 1985 年版　　　　C. 1995 年版　　　　D. 2015 年版

   E. 2005 年版

7. 《中国药典》是（ ）

   A. 国家组织编纂的药品集

   B. 国家组织编纂的药品规格标准的法典

   C. 国家食品药品监督管理总局编纂的药品集

   D. 国家食品药品监督管理总局编纂的药品规格标准的法典

E. 国家药典委员会编纂的药品集

8. 世界上第一部类似药典是（　　　）

    A.《佛洛伦萨药典》   B.《纽伦堡药典》

    C.《新修本草》   D.《太平惠民和剂局方》

    E.《神农本草经》

9. 药品生产、供应、检验及使用的主要依据是（　　　）

    A.《药品管理法》   B.《中国药典》

    C.《药品生产质量管理规范》   D.《药品经营质量管理规范》

    E. 调剂和制剂知识

10. 我国最早的制药技术专著《汤液经》的作者是（　　　）

    A. 后汉张仲景   B. 晋代葛洪   C. 商代伊尹   D. 金代李杲

    E. 明代李时珍

11. 我国第一部由政府颁布的中药成方配本是（　　　）

    A.《神农本草经》   B.《五十二病方》

    C.《太平惠民和剂局方》   D.《经史证类备急本草》

    E.《本草纲目》

12. 将液体药剂分为溶液、胶体溶液、混悬液和乳浊液属于（　　　）

    A. 按照分散系统分类   B. 按照给药途径分类

    C. 按照制备方法分类   D. 按照形态分类

    E. 按照性状分类

13. 根据《局颁药品标准》将原料药加工制成的制品，称为（　　　）

    A. 调剂   B. 药剂   C. 制剂   D. 方剂

    E. 剂型

14. 中药材经过加工制成具有一定形态的成品，称为（　　　）

    A. 成药   B. 中成药   C. 制剂   D. 药品

    E. 剂型

15. 根据疗效确切、应用广泛的处方大量生产的药品称为（　　　）

    A. 成药   B. 中成药   C. 制剂   D. 药品

    E. 药物

16. 对我国药品生产具有法律约束力的是（　　　）

    A.《美国药典》   B.《英国药典》   C.《日本药局方》   D.《中国药典》

    E.《国际药典》

17. 下列叙述中不属于中药药剂学任务的是（　　　）

    A. 吸收现代药剂学及相关学科中的有关理论、技术、方法

    B. 完善中药药剂学基本理论

    C. 研制中药新剂型、新制剂

    D. 寻找中药药剂的新辅料

E. 合成新的药品

【B 型题】

[18～19]

    A. 中成药学   B. 中药制剂学   C. 中药调剂学   D. 中药药剂学

    E. 工业药剂学

18. 以中医药理论为指导，运用现代科学技术，研究中药药剂的处方设计、基本理论、制备工艺、质量控制与合理应用的综合性应用技术科学，称为（   ）

19. 研究中药方剂调配、服用等有关理论、原则和技术的科学，称为（   ）

[20～22]

    A. GMP   B. GSP   C. GAP   D. GLP

    E. GCP

20. 《药品生产质量管理规范》的简称是（   ）

21. 《药品经营质量管理规范》的简称是（   ）

22. 《药物临床试验管理规范》的简称是（   ）

[23～24]

    A. 《佛洛伦萨药典》   B. 《纽伦堡药典》

    C. 《新修本草》   D. 《太平惠民和剂局方》

    E. 《神农本草经》

23. 世界上第一部药典是（   ）

24. 我国第一部由政府颁布的中药成方配本是（   ）

[25～27]

    A. 成药   B. 中成药   C. 制剂   D. 药品

    E. 剂型

25. 根据《局颁药品标准》将原料药加工制成的药制，称为（   ）

26. 中药材经过加工制成具有一定形态的成品，称为（   ）

27. 根据疗效确切、应用广泛的处方大量生产的药品，称为（   ）

【X 型题】

28. 中药药剂工作的依据包括（   ）

    A. 《中国药典》   B. 《局颁药品标准》

    C. 地方标准   D. 制剂规范

    E. 制剂手册

29. GMP 适用于（   ）

    A. 一般原料药的生产   B. 输液剂的生产

    C. 片剂、丸剂、胶囊剂的生产   D. 原料药关键工艺的质量控制

    E. 中药材的生产

30. 药典是（   ）

    A. 药品生产、检验、供应与使用的依据

    B. 记载药品规格标准的工具书

    C. 由政府颁布施行，具有法律的约束力

    D. 收载国内允许生产的药品质量检查标准

    E. 由药典委员会编纂

31. 下列属于药品的是（　　）

    A. 板蓝根　　　　B. 板蓝根颗粒　　　　C. 丹参　　　　D. 丹参片

    E. 人参

32. 下列说法正确的是（　　）

    A. 从 2001 年 12 月 1 日开始我国取消了药品地方标准

    B. 我国组建药品监督管理总局后，《部颁药品标准》更名为《局颁药品标准》

    C.《中国药典》2015 年版一部主要收载中药

    D. 中药药剂工作必须遵照各种药品管理法规

    E. 中药药剂工作必须遵从《中国药典》和《局颁药品标准》

33. 中药药剂学是以中医药理论为指导，运用现代科学技术，研究中药药剂的一门综合性应用技术科学，其研究内容包括（　　）

    A. 处方设计　　　　B. 药理作用　　　　C. 制备工艺　　　　D. 质量控制

    E. 合理应用

34. 研制新药时，选择药物剂型必须考虑的因素有（　　）

    A. 生产、服用、携带、运输和贮藏的方便性

    B. 制剂的稳定性和质量控制

    C. 制剂的生物利用度

    D. 药物本身的性质

    E. 医疗、预防和诊断的需要

35. 药物是治疗、预防及诊断疾病的物质，包括（　　）

    A. 中药材　　　　B. 农作物用药　　　　C. 血液制品　　　　D. 动物用药

    E. 中药饮片

36. 药物制成剂型的目的是（　　）

    A. 提高某些药物的生物利用度及疗效

    B. 方便运输、贮藏与应用

    C. 满足防病治病的需要

    D. 适应药物的密度

    E. 适应药物本身性质的特点

37. 应当将药品标准作为法定依据遵照执行的包括（　　）

    A. 药品生产企业　　B. 药品使用单位　　C. 药品检验部门　　D. 药品管理部门

    E. 药品使用对象

38. 已颁布的《中国药典》包括（　　）

    A. 1965 年版　　　　B. 1975 年版　　　　C. 1985 年版　　　　D. 1995 年版

E. 2005 年版

39. 与中药药剂学相关的分支学科包括（　　）

A. 中药化学　　　B. 中药药理学　　　C. 工业药剂学　　　D. 中药学

E. 生物药剂学

二、名词解释

1. 药物
2. 药品
3. 剂型
4. 制剂
5. 方剂
6. 调剂
7. 中成药
8. 新药
9. 中药前处理
10. 中药药剂学
11. GMP
12. 成药

三、填空题

1. 从中药药剂学角度讲，复方丹参滴丸应该称为_____。

2. 药典由国家组织编纂，政府颁布施行，具有_____。

3. 中药制剂与西药制剂的差别在于_____不同。

4. 世界上第一部_____的药典是《新修本草》。

5. 药物剂型按分散系统可分为_____类、胶体溶液类、_____类和乳浊液类等。

6. 药物剂型按形态可分为_____类、半固体类、_____类和气体类等。

7. 实施 GMP 的目的是向社会提供_____的药品。

8. 将原料药加工制成临床直接应用的形式，称为_____。

9. 中国的药品标准分为_____和_____，二者具有同样的_____效应。

10. 《国际药典》是由_____编撰的。

11. 2015 年版的《中国药典》分为_____。

12. 中药药剂学包括_____和中药制剂两部分内容。

13. 中国最早的药店是_____。

14. 世界第一部具有药典性质的药剂方典是_____。

15. 药典是药品_____、检验、供应与_____的主要依据。

16. 药典所收载的药物均为疗效确切、_____、_____的常用药物及其制剂。

17. "药性有宜丸者，宜散者，宜水煎者，宜酒渍者，宜煎膏者，亦有不可入汤酒者，并随药性，不可违越"见于_____。

18. 辅料一般分为赋形剂与附加剂，其中主要作为药物载体，赋予各种制剂一定的形态和结构的辅料，称为_____。

19. 生物药剂学是研究药物及其剂型物理、化学性质与用药（剂型给药）后呈现的_____之间关系的学科。

20. 在中医药理论指导下，以中药材为原料，按规定处方和标准制成一定剂型的药品，称为_____。

21. 剂型的发展经过了常规剂型、缓释剂型、控释剂型、_____四个时代。除了常规剂型之外的三个剂型又属于_____（简称 DDS）。

四、是非题

1. 已上市 5 年以上，只是改变剂型、改变用药途径，不属于新药。（　　）

2. 《药品注册管理办法》（试行）规定自 2002 年 12 月 1 日起，在中国境内生产、销售的药品必须依照本《药品注册管理办法》的规定申请注册。（　　）

3. 非处方药是指患者不经过医师诊断开方，可直接到药局或药店自行购买的药品。（　　）

4. 《太平惠民和剂局方》是我国第一部由政府颁布的中药制剂规范。（　　）

5. 世界上第一部全国性药典是《新修本草》，于唐代显庆四年（公元 659 年）颁布施行。（　　）

6. 宋代绍兴二十一年（公元 1151 年）出版的《太平惠民和剂局方》，为太平惠民和剂局用的成方配本。（　　）

7. GMP 是指在药品生产全过程中，运用科学、合理、规范化的条件和方法，以确保生产优良药品的一整套系统的、科学的管理办法。（　　）

8. 实现 GMP 是保证药品生产质量的前提条件。（　　）

9. GLP 是指对在实验室条件下评价药品安全性全过程的标准规定，包括实验设计、执行措施、记录报告、实验室的组织机构及相关条件、管理监督机制等。（　　）

10. GCP 是药品临床试验全过程的标准规定，包括方案设计、组织、实施、监察、稽查、记录、分析总结和报告等。（　　）

11. GAP 是指中药材生产和质量管理的基本准则，适用于生产中药材的全过程。（　　）

12. 与《中国药典》不同，《局颁药品标准》没有法律约束力。（　　）

13. WHO 编纂的《国际药典》对各国无法律约束力，只做编纂时参考。（　　）

14. 药物的化学结构是决定药效的主要因素，但不是唯一因素。（　　）

五、简答题

1. 试述药物剂型的重要性。

2. 中药制剂所用辅料的特点是什么？

3. 药物制成剂型的目的是什么？

4. 药剂学各分支学科的内涵是什么？

5. 制剂、方剂与成药之间有什么关系？

6. 举例说明药物的剂型不同，其作用强度、速度、维持时间及产生的不良反应亦有所不同。

7. 简述药典的性质及作用。

8. 简述中药药剂学的任务。

9. 简述中药药剂工作的主要依据。

10. 药品生产及其质量控制必须按 GMP 进行管理的意义是什么？

六、论述题

1. 试述实施 GMP 管理的关键。

2. 试述 GMP 的含义，实施 GMP 的目的及其总要求。

3. 试述近年来中药药剂学的研究进展。

4. 试述中药的主要剂型。

5. 试述如何正确选择中药剂型。

参 考 答 案

一、选择题

【A 型题】

1. D　2. C　3. A　4. B　5. E　6. D　7. B　8. C　9. B　10. C　11. C　12. A
13. C　14. B　15. A　16. D　17. E

【B 型题】

18. D　19. C　20. A　21. B　22. E　23. C　24. D　25. C　26. B　27. A

【X 型题】

28. AB　29. BCD　30. ACE　31. BD　32. ABCDE　33. ACDE　34. ABCDE
35. ABCDE　36. ABCE　37. ABCD　38. CDE　39. CE

二、名词解释

1. 药物是指用于预防、治疗和诊断疾病的物质的总称，包括原料药与药品。

2. 药品是指用于预防、治疗、诊断人的疾病，有目的地调节人的生理机能并规定适应症或者功能主治、用法和用量的物质。

3. 剂型是指将原料药加工制成适合于临床直接应用的形式，又称为药物剂型。

4. 制剂是指根据国家药品标准、制剂规范等规定的处方，将原料药加工制成具有一定规格的药剂。

5. 方剂是指医师专为某一病人开具的处方，是将饮片或制剂进行调配而成的，并标明用法和用量的制品。

6. 调剂是指按照医师处方专为某一病人配制，注明用法及用量的药剂调配操作。

7. 中成药是指在中医药理论指导下，以中药材为原料，根据疗效确切、应用广泛的处方而大量生产的制剂。包括处方药和非处方药。

8. 新药是指未曾在中国境内上市销售的药品；或已上市药品改变剂型、改变用药途径，也按新药处理。

9. 中药前处理是指药材在进行提取或用于直接入药前所进行的挑选、洗涤、蒸、炒、焖、煅、炙、烘干或粉碎等过程。

10. 中药药剂学是以中医药理论为指导，运用现代科学技术，研究中药制剂的处方设计、基本理论、制备工艺、质量控制和合理应用的学科。

11. GMP 即《药品生产质量管理规范》，是指在药品生产过程中以科学、合理、规范化的条件保证药品质量的一整套科学管理方法。

12. 成药是指根据疗效确切、应用广泛的处方大量生产的药品。

三、填空题

1. 制剂

2. 法律约束力

3. 原料

4. 全国性

5. 真溶液　　混悬液

6. 固体　　液体

7. 优良

8. 剂型

9. 《中国药典》　《局颁药品标准》　　法律

10. WHO

11. 四部

12. 中药调剂

13. 太平惠民药局（或太医局卖药所）

14. 《太平惠民和剂局方》

15. 生产　　使用

16. 毒副作用小　　质量稳定

17. 《神农本草经》

18. 赋形剂

19. 生物效应

20. 中成药

21. 靶向剂型　　药物传递系统

四、是非题

1. ×　2. √　3. ×　4. √　5. √　6. √　7. √　8. √　9. √　10. √　11. √
12. ×　13. √　14. √

五、简答题

1. ①改变药物的作用性能；②调节药物作用速度；③降低或消除药物的不良反应；④有些剂型具有靶向性。

2. "药辅合一"，即将辅料作为处方的药味使用。在选择辅料时，尽量使辅料与药效相结合。

3. ①满足防治疾病的需要；②适应药物本身的性质及特点；③增加药物的稳定性；④便于运输、贮藏与应用；⑤提高某些药物的生物利用度及疗效。

4. ①中药药剂学是以中医药理论为指导，运用现代科学技术，研究中药药剂的处方设计、基础理论、制备工艺、质量控制及合理应用的一门综合性应用技术科学；②工业药剂学是研究药物制剂工业生产理论与实践的一门学科；③物理药剂学是将物理化学基本原理应用于药剂学的一门学科；④生物药剂学是研究药物及其制剂在体内的吸收、分布、代谢和排泄过程，阐明药物的剂型因素、用药对象的生物因素与药效三者关系的一门学科；⑤临床药剂学是研究药物在疾病治疗中的作用、药物相互作用，指导合理用药的一门学科；⑥药物动力学是研究药物及其代谢产物在人体或动物体内的时间–数量变化过程，并提出用于解释这一过程的数学模型，为指导合理用药、剂型设计提供量化指标的一门学科。

5. 三者均属药剂，均由原料药加工制成。但"制剂"可以是"方剂"和"成药"的原料；"方剂"和"成药"则直接用于临床，是有明确的医疗用途和用法、用量的药剂。

6. 如茶碱有松弛平滑肌的作用，其气雾剂用量少、显效快、不良反应也小；其注射剂发挥作用的速度快，适合于哮喘发作时使用；其缓释片可维持药效 8 ~ 12h，能为患者赢得足够的休息时间；其栓剂不经消化道给药，避免了对胃肠道的刺激，减少了不良反应。

7. ①药典是一个国家规定药品质量规格、标准的最高法典，由国家组织编纂，并由政府颁布施行，具有法律的约束力；②药典是药品生产、检验、供应、使用、管理的依据；③药典在一定程度上反映了该国药品生产、医疗和科技的水平，也体现出医药卫生工作的特点和服务方向；④药典在保证用药安全、有效，促进药物研究和生产上起着不可替代的作用。

8. ①继承和整理中医药学中有关中药药剂学的理论、技术与经验；②吸收和应用现代药剂学及相关学科的理论、技术、设备、仪器、方法及研究成果，加速实现中药药剂现代化；③完善中药药剂学基本理论；④在中医药理论指导下，运用现代科学技术研制中药新剂型、新制剂，提高传统中药制剂水平；⑤寻找中药药剂的新辅料。

9. ①《中国药典》《局颁药品标准》和制剂规范与处方等；②《药品管理法》《药品管理法实施条例》和《药品注册管理办法》（试行）等；③《药品卫生标准》和《麻醉药品、精神药品、毒性药品、放射性药品的管理》等法规性条例；④《药品生产质量管理规范》（又称 GMP）、《药品非临床研究质量管理规范》（试行）（又称 GLP）、《药品临床试验管理规范》（又称 GCP）、《中药材生产质量管理规范》（试行）（又称 GAP）及《药品经营质量管理规范》（又称 GSP）。

10. 药品与人们的健康及生命直接相关，因此在药品生产中不可有错漏之处。药物本身对于机体来说就是一种异物，而病人的抵抗力又不如正常人强，故对药品质量的要求特别高。但是在有些情形下，药品检验不能完全反映药品的质量，因此只有加强药品生产上的质量控制，按照 GMP 的要求实施全面质量管理，才能确保人们用药安全与有效。

六、论述题

1. 实施 GMP 管理的关键为：①做好药厂的总体设计；②重视新技术和新设备的使用；③加强人员的学历教育和岗前培训；④加强制度和标准的建立。

2.（1）GMP 即《药品生产质量管理规范》，是指在药品生产过程中以科学、合理、规范化的条件保证药品质量的一整套科学管理方法。

（2）实施 GMP 的目的是让药品使用者得到优良的药品。

（3）GMP 的总要求是：①所有的药品生产企业从原料进厂开始，到制备、包装、出货，整个生产过程必须有明确规定；②所有必要的设备必须经过校验；③所有人员必须经过适当的培训；④要求有合乎规定的厂房建筑及装备；⑤使用合格的原料，采用经过批准的、科学的生产方法；⑥必须有合乎条件的仓储及运输设施。

3. 近年来中药药剂的研究进展主要有以下几个方面：①新技术的研究，如超细粉碎技术、浸提技术、分离纯化技术、浓缩干燥技术、中药制粒技术、中药包衣技术、固体分散技术、包合技术等；②新剂型的研究；③新辅料的研究；④制剂的稳定性研究；⑤制剂的生物药剂学研究和药物动力学研究等。

4. 中药的主要剂型有汤剂、丸剂、散剂、颗粒剂、片剂、锭剂、煎膏剂、胶剂、糖浆剂、贴膏剂、合剂、滴丸剂、胶囊剂、酒剂、酊剂、浸膏剂与流浸膏剂、凝胶剂、软膏剂、露剂、茶剂、注射剂、搽剂、洗剂、涂膜剂、栓剂、鼻用制剂、眼用制剂、气雾剂、喷雾剂等。

5. 正确选择中药剂型应该从以下几个方面考虑：①根据防病治病的需要选择剂型；②根据药物本身及其成分的性质选择剂型；③根据药物不同剂型的生物药剂学和药物动力学特性选择剂型；④根据生产条件和"五方便"的要求选择剂型。

第二章 中药调剂技术

习 题

一、选择题

【A 型题】

1. 处方书写规定，药品数量的书写一律用（   ）
   A. 中文　　　　　B. 英文　　　　　C. 拉丁文　　　　　D. 阿拉伯数字
   E. 罗马数字

2. 医师处方和药学专业技术人员调剂处方的原则是（   ）
   A. 安全、有效、经济，并保护患者隐私权
   B. 安全、合理、经济
   C. 安全、合理、经济、有效
   D. 保护患者隐私权
   E. 有配伍禁忌的处方拒绝调配

3. 调配处方时应先（   ）
   A. 审查处方　　　B. 校对计量器　　　C. 核对药物　　　D. 调配贵细药物
   E. 调配毒性药物

4. 药典所收载的处方属于（   ）
   A. 生产处方　　　B. 法定处方　　　C. 协定处方　　　D. 医师处方
   E. 验方

5. 药品剂量应用（   ）
   A. 市制单位　　　B. 英制单位　　　C. 公制单位　　　D. 国际单位
   E. 以上均可

6. 与计价原则有关的内容是（   ）
   A. 自费药品要按中等价格计价
   B. 合同记账要注意是否有单位签名
   C. 参照国家的价格计价
   D. 国家没有规定的品种可自行估价

E. 不同规格的药味要按规定注明以使调剂员明白

7. 质地松泡、用量较大的药物，如灯心草、茵陈等可（　　）

    A. 置于斗橱的外周　　　　　　　　　　B. 置于斗橱的中部

    C. 置于斗橱的中上部　　　　　　　　　D. 置于斗橱的下部

    E. 置于较大的专用斗橱或箱内

8. 中药调剂员工作的主要环节是（　　）

    A. 处方　　　　　　B. 报价　　　　　　C. 调配　　　　　　D. 包装

    E. 发药

9. 需要先煎的品种是（　　）

    A. 菊花　　　　　　B. 白术　　　　　　C. 生石膏　　　　　D. 北黄芪

    E. 款冬花

10. 处方复核时，应纠正的脚注是（　　）

    A. 生牡蛎后下　　　B. 薄荷后下　　　　C. 人参冲服　　　　D. 麻黄蜜制

    E. 阿胶烊化

11. 临床最常用的理血、理气、健胃和脾等药物应排列于药斗橱的中部，是（　　）

    A. 按中药性状质地编排　　　　　　　　B. 按需特殊保管的药物特殊排列

    C. 按入药部位排列　　　　　　　　　　D. 按中药性味功能编排

    E. 按中药使用频率编排

12. 麻醉药品处方应保留（　　）

    A. 1 年　　　　　　B. 6 个月　　　　　C. 2 年　　　　　　D. 3 年

    E. 5 年

13. 开具处方的药品名称不可采用（　　）

    A.《中国药典》收载的名称

    B. 通用名

    C. 商品名

    D. 国家药典委员会颁布的《中国药品通用名称》收载的名称

    E. 自创代号或缩写

14. 斑蝥的用量为（　　）

    A. 0.3 ~ 0.6g　　　　　　　　　　　　B. 0.3 ~ 0.9g

    C. 0.1 ~ 0.3g　　　　　　　　　　　　D. 0.5 ~ 1.5g

    E. 0.03 ~ 0.06g

15. 下列关于患者开具麻醉药品叙述错误的是（　　）

    A. 应有明确的诊断

    B. 病人家属可以代替病人请医师开方买药

    C. 处方医生、配方和核对人员均应签名

    D. 需建立麻醉药品登记册

    E. 医生必须为患者建病历

16. 下列关于处方调配说法不正确的是（　　）
    A. 处方调配程序分为收方、划价、调配、核查和发药五个环节
    B. 发药窗口一般不接受用药咨询
    C. 已有明文规定门诊药房实行大窗口或柜台发药，住院药房实行单剂量配发药品
    D. 发药时如患者提出以前对此药过敏，药师应与处方医师联系，重新调整治疗用药
    E. 发药窗口应做好药品不良反应搜集、登记报告工作

17. 医疗单位（医院）药剂科调剂室的设置原则是（　　）
    A. 方便患者，便于管理　　　　　B. 按药理性质分类摆放药品
    C. 按药品剂型分类摆放药品　　　D. 按内服与外用药分类摆放药品
    E. 按西药与中成药分类摆放药品

18. 处方中脚注不包括（　　）
    A. 包煎　　　　B. 剂数　　　　C. 后下　　　　D. 烊化
    E. 打碎

19. 不宜与狼毒同用的药物是（　　）
    A. 郁金　　　　B. 三棱　　　　C. 甘草　　　　D. 半夏
    E. 密陀僧

20. 发现处方书写有误，应（　　）
    A. 由处方医师更改，并在修改处签字后才能调配
    B. 由审方人员更改后发药
    C. 由调剂人员照方发药
    D. 由主管药师更改后发药
    E. 由计价人员更改

21. 属于配伍禁忌的是（　　）
    A. 当归与红花　　B. 黄芪与水蛭　　C. 乌头与贝母　　D. 天麻与升麻
    E. 人参与甘草

22. 处方中出现棱术是指（　　）
    A. 三棱、苍术　　B. 三棱、白术　　C. 三棱、莪术　　D. 茯苓、白术
    E. 茯苓、苍术

23. 对戥属于的范畴是（　　）
    A. 调配　　　　B. 发药　　　　C. 审方　　　　D. 复核
    E. 计价

24. 一方多剂时，每一剂的重量误差应控制在（　　）
    A. ±1%　　　　B. ±3%　　　　C. ±5%　　　　D. ±10%
    E. ±15%

25. 毒性中药是指（　　）

A. 作用剧烈的中药

B. 不良反应大的中药

C. 可成瘾的中药

D. 有刺激性的中药

E. 毒性剧烈，治疗量与中毒量相近，使用不当会致人中毒或死亡的中药

26. 下列为妊娠禁忌用药的是（　　）

    A. 茯苓　　　　　B. 白术　　　　　C. 甘草　　　　　D. 人参

    E. 三棱

27. 焦四仙的组成是（　　）

A. 焦神曲、焦稻芽、焦麦芽、焦山楂

B. 焦槟榔、焦稻芽、焦麦芽、焦山楂

C. 焦神曲、焦谷芽、焦槟榔、焦山楂

D. 焦神曲、焦麦芽、焦槟榔、焦山楂

E. 焦神曲、焦栀子、焦槟榔、焦麦芽

28. 荆防的处方应付为（　　）

    A. 荆芥、防己　　B. 荆芥穗、防己　　C. 荆芥穗、防风　　D. 荆芥炭、防风

    E. 荆芥、防风

29. 在药斗中，党参和黄芪多放于同一斗是根据（　　）

A. 经常在配伍中同用的药物多放于一个斗中

B. 同一药物的不同炮制品常放于一个斗中

C. 药物功能相似的药物多放于一个斗中

D. 处方常用的"药对"药物多放于一个斗中

E. 形状相似的药物常放于一个斗中

30. 发药时，发药人员应首先（　　）

A. 耐心向患者说明方药的用法

B. 检查药品包装是否牢固

C. 检查取药号码是否捆于药包之上

D. 解答药品疗效、价格等方面的咨询

E. 核对取药凭证，问清患者姓名、药物剂数等以防错发

31. 下列不属于复核内容的是（　　）

A. 审查称好的药品剂量是否与处方用量有差距

B. 审查需特殊处理的药品是否单包并注明用法

C. 审查药品质量

D. 审查调配好的药品是否与处方所开药味及剂数相符

E. 复核检查无误后，即可包装药品

32. 发药是处方调配工作中（　　）

    A. 病人与药师接触的第一窗口　　　　　B. 重要一环

C. 与划价同步进行　　　　　　　　D. 检查处方书写正确与否的一环

E. 最后环节

【B 型题】

[33 ~ 37]

A. 中部　　　　B. 四周　　　　C. 左右两侧　　　　D. 外周

E. 中上部

33. 常用药应集中安排在斗橱的（　　　）

34. 清热解毒、祛风除湿及化痰药等常用之品易置于斗橱的（　　　）

35. 花、茎、叶及全草类药物排列于斗橱的（　　　）

36. 驱虫、固涩、收敛及攻下药物则排列于斗橱的（　　　）

37. 根及根茎类、果实种子类药物排列于斗橱的（　　　）

[38 ~ 41]

A. 1 日　　　　B. 2 日　　　　C. 3 日　　　　D. 4 日

E. 7 日

38. 经县以上单位诊断为癌症晚期的患者需使用麻醉药品止痛时，应持专用卡，且每次发药不超过（　　　）量

39. 第一类精神药品的处方每次不超过（　　　）常用量

40. 第二类精神药品的处方每次不超过（　　　）常用量

41. 毒性药品每次处方量不得超过（　　　）极量

[42 ~ 44]

A. 1 年　　　　B. 2 年　　　　C. 3 年　　　　D. 5 年

E. 7 年

42. 毒性药品处方一次有效，取药后处方留存（　　　）

43. 精神类药品处方取药后应存留（　　　）

44. 麻醉类药品处方取药后应存留（　　　）

[45 ~ 49]

A. 0.001 ~ 0.002g　　　　　　　　B. 0.05 ~ 0.10g

C. 1.0 ~ 3.0g　　　　　　　　　　D. 0.15 ~ 0.30g

E. 0.3 ~ 0.6g

45. 水蛭的成人一日常用量为（　　　）

46. 砒霜的成人一日常用量为（　　　）

47. 马钱子的成人一日常用量为（　　　）

48. 雄黄的成人一日常用量为（　　　）

49. 红娘子的成人一日常用量为（　　　）

[50 ~ 51]

A. 是医院药剂科与临床医师根据日常医疗用药的需要，共同协商制订的处方

B. 是医师为患者诊断、治疗和预防用药所开具的处方

C. 主要指《中国药典》《局颁药品标准》收载的处方

D. 该类处方仅限于在本单位使用

E. 该类处方便于控制药品的品种和数量，提高工作效率

50. 医师处方（   ）

51. 协定处方（   ）

[52~54]

A. 放射性药品　　B. 麻醉药品　　　C. 非处方药　　　D. 精神药品

E. 毒性药品

52. 毒性剧烈，治疗量与中毒剂量相近，使用不当会致人中毒或死亡的药品是（   ）

53. 连续使用后易产生身体依赖，能成瘾癖的药品是（   ）

54. 直接作用于中枢神经系统，使之兴奋或抑制，连续使用能产生依赖性的药品是
（   ）

[55~58]

A. 双眼　　　　　　B. 饭后　　　　　C. 一日3次　　　D. 口服

E. 饭前

55. p. c. 为（   ）

56. a. c. 为（   ）

57. O. U. 为（   ）

58. t. i. d 为（   ）

[59~61]

A. 砂仁、肉豆蔻、鱼腥草　　　　　B. 西洋参、藏红花、人参

C. 车前子、葶苈子、海金沙　　　　D. 姜汁、梨汁、蜂蜜

E. 阿胶、鳖甲胶、鹿角胶

59. 需要后下的一组药是（   ）

60. 需要另煎的一组药是（   ）

61. 需要烊化的一组药是（   ）

[62~64]

A. 五灵脂　　　　　B. 郁金　　　　　C. 京三棱　　　　D. 牵牛

E. 朴硝

62. 不宜与丁香同用的药是（   ）

63. 不宜与人参同用的药是（   ）

64. 不宜与巴豆同用的药是（   ）

[65~66]

A. 王不留行　　　　B. 龙骨　　　　　C. 穿山甲　　　　D. 白术

E. 血余炭

65. 处方直接写药名即付煅制品的是（   ）

66. 处方直接写药名即付炭制品的是（   ）

【X 型题】

67. 处方是执业医师发给病人药剂的凭证，也是药房调剂药剂、指导患者用药和收取药品费用的依据，具有（　　）的意义。
    A. 概念上　　　　B. 法律上　　　　C. 技术上　　　　D. 经济上
    E. 历史上

68. 下列属于中成药处方正文的有（　　）
    A. 患者姓名、年龄、性别、住址　　　　B. 药品名称、数量
    C. 药品的用法用量　　　　D. 医师签字、药师签字
    E. 药价

69. 医院中药房的基本任务是（　　）
    A. 编制中药采购计划，保管各类药品，保证药品供应
    B. 加强药品质量管理，建立健全的核对和分析检验制度，保证所配方剂和制剂的质量
    C. 承担医药院校学生实习和药学人员进修任务
    D. 根据调配技术常规，及时准确地调配处方
    E. 做好用药咨询，结合临床进行合理用药、新药实验和药品疗效评价

70. 调剂室的设备包括（　　）
    A. 戥称　　　　B. 药筛　　　　C. 调剂台　　　　D. 药斗橱
    E. 中成药架

71. 斗谱的编排应（　　）
    A. 便于调剂人员的记忆　　　　B. 减轻调剂人员劳动强度
    C. 提高配方效率　　　　D. 减少调配差错
    E. 提高调剂质量

72. 斗谱排列可依据的原则有（　　）
    A. 按中药性状质地编排　　　　B. 按需特殊保管的药物特殊排列
    C. 按中药使用频率编排　　　　D. 按入药部位排列
    E. 按中药性味功能编排

73. 中药处方调剂的操作规程包括（　　）
    A. 审查处方　　　　B. 计价收费　　　　C. 调配　　　　D. 复核
    E. 发药

74. 下列属于处方审查的内容有（　　）
    A. 处方前记是否写全、写明　　　　B. 药名书写是否清楚、正确
    C. 有无配伍禁忌和不合理用药　　　　D. 有无需特殊处理的药品
    E. 药品剂量是否有误

75. 下列属于毒性中药的有（　　）
    A. 红粉　　　　B. 斑蝥　　　　C. 芫花　　　　D. 朱砂
    E. 华山参

76. 下列关于处方叙述正确的是（　　　）
    A. 处方是执业医师或执业助理医师为患者诊断、预防或治疗疾病而开具的用药指令
    B. 处方是药学技术人员为患者调剂配发药品的凭据
    C. 处方是处方开具者与处方调配者之间的书面依据
    D. 处方具有法律、技术和经济上的意义
    E. 处方按其性质可分为三种，即法定处方、医师处方和协定处方

77. 下列关于处方书写说法正确的是（　　　）
    A. 涂改后医师须在涂改处重新签字，药师方可调配
    B. 若是成年人，年龄项不必写确切年龄
    C. 为便于药师审方，医师应在开具的处方上注明临床诊断
    D. 开具处方的空白处应画一斜线，以示处方完毕
    E. 药品名称用中文或拉丁文书写

78. 下列关于药品价格叙述正确的是（　　　）
    A. 对于政府定价的药品，零售单位在不突破政府制定的最高零售价的前提下，制定销售价格
    B. 在政府定价原则指导下，基本医疗保险目录中的医院制剂价格由省级价格主管部门制定
    C. 对于实行市场调节价的药品，零售单位在不超过生产企业制定的零售价格的前提下，制定实际销售价格
    D. 社会药房与医院调剂室所用药品实行明码标价
    E. 调剂人员有义务向患者提供药品价格方面的咨询服务

79. 中药的特殊煎法包括（　　　）
    A. 先煎　　　B. 后下　　　C. 包煎　　　D. 捣碎
    E. 烊化

80. 根据中药斗谱编排原则，可同放于一个斗中的是（　　　）
    A. 麻黄与桂枝　　B. 防风与荆芥　　C. 萹蓄与瞿麦　　D. 丁香与郁金
    E. 山药与天花粉

81. 调配一方多剂的操作原则应是（　　　）
    A. 估量分帖　　B. 手抓分帖　　C. 逐药分帖　　D. 逐剂复戥
    E. 等量递减

82. 下列为妊娠禁忌用药的是（　　　）
    A. 水蛭　　　B. 桃仁　　　C. 土鳖虫　　　D. 商陆
    E. 莪术

83. 不宜与藜芦同用的有（　　　）
    A. 苦参　　　B. 丹参　　　C. 北沙参　　　D. 玄参
    E. 西洋参

84. 不宜与甘草同用的有（　　　）
    A. 人参　　　　　　B. 京大戟　　　　　　C. 甘遂　　　　　　D. 藜芦
    E. 芫花

85. 处方单写药名即付炙品的是（　　　）
    A. 草乌　　　　　　B. 吴茱萸　　　　　　C. 远志　　　　　　D. 半夏
    E. 淫羊藿

86. 处方直接写药名，需调配烫制品的是（　　　）
    A. 僵蚕　　　　　　B. 龟甲　　　　　　　C. 鳖甲　　　　　　D. 瓦楞子
    E. 穿山甲

87. 妊娠慎用药一般是指（　　　）
    A. 活血祛瘀药　　　　　　　　　B. 破气行滞药
    C. 攻下通便药　　　　　　　　　D. 辛热、滑利的药
    E. 性能峻猛的药

88. 处方正文的标示用（　　　）
    A. R　　　　　　　B. Re　　　　　　　C. Rp　　　　　　　D. RC
    E. Rq

89. 处方后记包括（　　　）
    A. 日期　　　　　　B. 医嘱　　　　　　C. 医师签字　　　　　　D. 药师签字
    E. 药价

90. 矿物类毒性中药包括（　　　）
    A. 轻粉　　　　　　B. 红粉　　　　　　C. 白降丹　　　　　　D. 狼毒
    E. 马钱子

91. 在饮片调配过程中正确的做法有（　　　）
    A. 遇体积松泡的饮片应先称
    B. 一般按处方所列顺序称取后间隔平放
    C. 鲜药应分别称量后单包，并注明用法再放入群药包内
    D. 黏度大的饮片应后称取
    E. 对一方多剂的处方应逐剂复戥

二、名词解释

1. 中药调剂
2. 法定处方
3. 毒性药品
4. 并开
5. 脚注
6. 药引
7. 斗谱

8. 妊娠禁忌

9. 协定处方

10. 医师处方

三、填空题

1. 处方是医师为患者_____而开具的有关配制和发出药剂的书面文件。

2. _____系指民间积累的疗效比较显著的经验处方。

3. 医师处方分为_____、_____。

4. 饮片处方一般以_____书写，同时注明_____。

5. 西医处方紧接处方前记为_____，以_____起头，来源于 Recipe，有"取下列药品"的意思。

6. 处方中药品为药物制剂时，其剂量书写方法有_____、_____两种。

7. 麻醉药品只限于_____、_____和科研使用。

8. 麻醉药品的每张处方注射剂量不得超过_____常用量，片剂、酊剂、糖浆剂等不得超过_____常用量，连续使用不得超过 7 日。

9. 牛蒡子的别名为_____，金银花的别名为_____。

10. 特殊药品是指麻醉药品、_____、毒性药品、_____。

11. 处方开具当日有效，特殊情况需延长有效期的，由开具处方的医师注明有效期限，但有效期最长不得超过_____天。

12. 处方一般不得超过_____日用量；急诊处方一般不得超过_____日用量。

13. 配方取药时应执行_____，即药名、标签与实物三次核对，用量、戥秤刻度与砝码三次核对，以防差错。

14.《中国药典》从 2000 年版起将妊娠禁忌用药分为_____、_____和妊娠慎用药三类。

15. 处方开知柏应付_____、_____；开生龙牡应付_____、_____。

16. 药斗内药物不可填装过满，以免调剂过程中抽拉药斗时药物窜斗而相互混杂。一般以装入药斗容积的_____为宜，一些粒圆而细小的种子类药更易窜出，通常装入药斗容积的_____即可。

四、是非题

1. 由于开具处方或调配处方的出错而造成的医疗事故，执业医师或调剂人员不应负相应的法律责任。（   ）

2. 处方不可供作报销及预算采购的依据。（   ）

3. 每一剂方剂中都应该是君臣佐使药俱全。（   ）

4. 中药的剂量应严格按照常规剂量，不应有任何更改。（   ）

5. 处方开出栀子，北京付姜制品，天津、广东付生品，此现象属于药材来源混淆。（   ）

6. 饮片、中成药、西药三类药品分别开具，所以中成药、西药不可以在一张处方中书写。（　　）

7. 中成药处方书写法与西药处方相同。（　　）

8. 调剂室是中药房的重要组成部分，是调剂人员调配处方的工作场所。医院中药调剂室应该有固定的占用面积。（　　）

9. 戥称是中药调剂的称量工具，称量范围为 $1\sim125\,g$ 的戥称用于贵重药及剧毒药的称量。（　　）

10. 普通药斗橱一般为横八竖七或横八竖八、横八竖九格，有的最底层设扁大药斗，每个格斗前后分为二或三格，以盛装不同药品。（　　）

11. 全瓜蒌、瓜蒌皮、瓜蒌仁不能排在同一药斗的前后格内。（　　）

12. 药剂调剂人员收方后应对处方内容详细审查，如遇有药品用法用量不妥或有配伍禁忌等，须与医师联系更正或重新签字后方可调配。调剂人员不得擅自更改。（　　）

13. 凡处方内容全面，字迹清晰，药名、剂量及脚注书写清楚，处方即使无医师签名依然能进行调配。（　　）

14. 中药计价时，药价一律用黑色或蓝色笔缮写在处方上，以便病人付款或单位记账、统计、核对。（　　）

15. 对饮片的产地、炮制有特殊要求的，应当在药品名称之前写明。（　　）

16. 配方时须区分并开药物的品种、规格和剂量，如在并开药名后注有"各"字，即表示每味药各按处方量称取；若并开药名后无注或注有"合"字，则表示每味药按处方量的半量称取。（　　）

17. 调剂师在调配药物时可以两张处方同时调配。（　　）

18. 发药就是简单地交出药剂，不需要交代煎煮方法、服药注意事项、特殊药物的处理等内容。（　　）

五、简答题

1. 医师处方的内容包括什么？
2. 简述中药调剂中戥秤的使用方法。
3. 什么是中药"斗谱"？简述其编排的目的。
4. 中药处方调配的程序是什么？
5. 简述十八反、十九畏的内容。

六、论述题

1. 试述中药调剂中剂量复核的主要内容。
2. 试述斗谱排列的原则。

参 考 答 案

一、选择题

【A 型题】

1. D 2. A 3. A 4. B 5. C 6. C 7. E 8. C 9. C 10. A 11. D 12. D
13. E 14. E 15. B 16. B 17. A 18. B 19. E 20. A 21. C 22. C 23. A
24. C 25. E 26. E 27. D 28. E 29. A 30. E 31. E 32. E

【B 型题】

33. A 34. C 35. E 36. D 37. A 38. D 39. C 40. E 41. B 42. B 43. B
44. C 45. C 46. A 47. E 48. C 49. D 50. B 51. A 52. E 53. B 54. D
55. B 56. E 57. A 58. C 59. A 60. B 61. E 62. B 63. A 64. D 65. B
66. E

【X 型题】

67. BCD 68. BC 69. ABCDE 70. ABCDE 71. ABCDE 72. ABCDE 73. ABCDE
74. ABCDE 75. ABCDE 76. ABCDE 77. ACD 78. ABCDE 79. ABCE 80. ABC
81. DE 82. ACDE 83. ABCDE 84. BCE 85. ABCDE 86. BCE 87. ABCD 88. AC
89. CDE 90. ABC 91. ABCDE

二、名词解释

1. 中药调剂是调剂人员根据中医师处方将中药饮片或制剂调配成药剂供患者使用的操作过程。

2. 法定处方系指药典、局颁标准上收载的处方，具有法律的约束力。

3. 毒性药品是指毒性剧烈或药性猛烈，治疗剂量与中毒剂量相近，使用不当可致人中毒或死亡的药品。

4. 并开指医师为使处方简略或使其配伍产生协同作用，常将一些疗效相近或有协同作用的两味以上药物合并在一起书写。

5. 脚注指中医师在开处方时，常在处方药品的右上角或下角加以简明的注解，对调剂人员配方提出要求。

6. 药引指中医师在开处方时，常根据药剂的性质和治疗需要，加用的一些日常辅料、食物或药物。

7. 斗谱指中药饮片在药斗橱内的分布排列。

8. 妊娠禁忌指能引起胎儿损害，造成流产、致畸等不良后果的药物。

9. 协定处方系指医院药房根据医疗需要，与医师共同协商制订的处方。

10. 医师处方系指医师为某个患者书写的治病用药的书面文件。

三、填空题

1. 预防或治疗疾病

2. 验方

3. 中医处方　　西医处方

4. 单剂量　　总剂数

5. 处方头　　Rp

6. 单剂量法　　总剂量法

7. 医疗　　教学

8. 1 日　　3 日

9. 大力子　　双花

10. 精神药品　　放射性药品

11. 3

12. 7　　3

13. 三三制

14. 妊娠禁用药　　妊娠忌用药

15. 知母　　黄柏　　生龙骨　　生牡蛎

16. 4/5　　3/5

四、是非题

1. ×　2. ×　3. ×　4. ×　5. ×　6. ×　7. √　8. ×　9. ×　10. √　11. ×　12. √
13. ×　14. √　15. √　16. √　17. ×　18. ×

五、简答题

1. ①处方前记；②处方正文；③处方后记。

2. 在调配处方使用戥秤时，秤杆应平放在左手中指端和虎口上，砣绳挂在小指端；以右手前三指抓药，置药于秤盘中心后提起秤系（秤杆不过鼻尖），利用左手食指和中指的伸屈活动来带动砣绳的进退移动。称取毒剧药物时秤盘应衬纸，以免污染其他药。

3.（1）"斗谱"系指中药饮片在药斗橱内的分布排列。

（2）斗谱编排的目的是：①便于调剂人员记忆；②缩短调配时间；③减少调配差错；④提高调剂质量；⑤减轻调剂人员劳动强度；⑥提高配方效率。

4. 调配的流程是：①审查处方；②计价；③调配；④核对；⑤发药。

5.（1）十八反内容：乌头反半夏、瓜蒌、贝母、白蔹、白及；甘草反海藻、大戟、甘遂、芫花；藜芦反人参、党参、沙参、玄参、丹参、苦参、细辛、芍药。

（2）十九畏内容：硫黄畏朴硝；水银畏砒霜；狼毒畏密陀僧；巴豆畏牵牛；丁香畏郁金；牙硝畏三棱；川乌、草乌畏犀角；人参畏五味子；官桂畏石脂。

六、论述题

1. 复核工作应由专职或兼职人员进行。核对方法有自行核对和相互核对两种，可按顺序以药名对实物或以实物对药名交替进行。核对内容包括药物品种、规格、质量，药物剂量，脚注和特殊处理，配伍禁忌，妊娠禁忌，毒性药品、麻醉药品的使用是否得当等。经核对无误后，即可将药物包装发出；有差错者经更正后，仍需重新复核。

2. （1）按中药使用频率编排：编排斗谱前必须摸清当地中药的用药规律，常用药应集中安排在斗橱中部，使方便取用；较常用的药物宜排列在常用药物四周；不常用的药物则安排在药斗橱的最外围。

（2）按中药性味功能编排：临床最常用的理血、理气、健胃和脾、补肝益肾等药物应排列于药斗橱的中部；解表、清热、解毒、祛风除湿、止咳平喘、化痰、利尿、消导及补益等药宜置于药斗橱的中上、中下或左右两侧；较少使用的驱虫、固涩、收敛、攻下等药则排列于斗橱的外周。

（3）按中药性状质地编排：一般将质地轻、松的花、茎、叶、皮及全草类药物排列于斗橱的中上部；将根及根茎类、果实、种子类药物排列于斗橱中部；将矿物、动物、贝壳类等质重的药物置于斗橱下部；对于质地松泡、用量较大的药物，如淡竹叶、灯心草、金银花、夏枯草、竹茹、茵陈、金钱草等，可置于较大的专用橱斗或箱内，以方便取用，防止频繁装斗。

（4）按入药部位排列：如按根、茎、叶、花、果实、种子、动物药、矿物药等分类装入药斗内。

（5）按需特殊保管的药物特殊排列：用特殊容器贮存，一般不装入药斗。

第三章 制药卫生

习 题

一、选择题

【A 型题】

1. 在一定温度下灭菌，微生物死亡速度符合（ ）
   A. M－M 动力学方程　　　　　　　B. 零级动力学方程
   C. 二级动力学方程　　　　　　　　D. 一级动力学方程
   E. 以上都不是

2. 采用紫外线灭菌时，最适宜的紫外线波长是（ ）
   A. 286nm　　　　B. 250nm　　　　C. 365nm　　　　D. 265nm
   E. 254nm

3. 下列不宜采用热压灭菌法灭菌的是（ ）
   A. 微孔滤膜　　　B. 蜜丸　　　　C. 口服液　　　　D. 输液剂
   E. 脱脂棉

4. 属于化学灭菌法的是（ ）
   A. 热压灭菌法　　B. 辐射灭菌法　　C. 紫外线灭菌法　　D. 火焰灭菌法
   E. 环氧乙烷灭菌法

5. 关于热压灭菌法叙述正确的是（ ）
   A. 灭菌效力很强　　　　　　　　　B. 不适用于手术器械及用具的灭菌
   C. 用湿饱和蒸汽杀灭微生物　　　　D. 大多数药剂宜采用热压灭菌法
   E. 通常温度控制在 160℃ ~170℃

6. 滑石粉宜采用的灭菌方法是（ ）
   A. 干热空气灭菌　　B. 滤过除菌法　　C. 火焰灭菌法　　D. 热压灭菌法
   E. 流通蒸汽灭菌法

7. 为确保灭菌效果，热压灭菌法要求 F_0 值为（ ）
   A. 8　　　　　　B. 8 ~12　　　　C. 8 ~15　　　　D. 20
   E. 23

8. 用具表面和空气灭菌应采用（　　）

    A. 滤过除菌法　　　　　　　　　　　B. 紫外线灭菌法

    C. 热压灭菌法　　　　　　　　　　　D. 流通蒸汽灭菌法

    E. 干热空气灭菌法

9. 属于湿热灭菌法的是（　　）

    A. 滤过除菌法　　　　　　　　　　　B. UV 灭菌法

    C. 煤酚皂溶液灭菌法　　　　　　　　D. 流通蒸汽灭菌法

    E. 高速热风灭菌法

10. 不能作为化学气体灭菌剂的是（　　）

    A. 乙醇　　　　B. 过氧醋酸　　　　C. 甲醛　　　　D. 丙二醇

    E. 环氧乙烷

11. 用物理或化学等方法杀死或除去物体上或介质中的所有微生物及芽胞的方法为（　　）

    A. 无菌操作　　　　B. 防腐　　　　C. 消毒　　　　D. 抑菌

    E. 灭菌

12. 下列叙述滤过除菌不正确的是（　　）

    A. 加压和减压滤过均可采用，但加压滤过较安全

    B. 滤材孔径在 $0.22\mu m$ 以下，才可有效地阻挡微生物及芽胞的通过

    C. 本法可同时除去一些微粒杂质

    D. 本法属物理灭菌法，可机械滤除活的或死的细菌

    E. 本法适用于多数药物溶液，但不适用于生化制剂

13. 表示在某一温度下，杀死被灭菌物中90%的微生物所需时间的是（　　）

    A. $t_{0.9}$　　　　B. F 值　　　　C. $\lg D$　　　　D. Z 值

    E. D 值

14. 下列物品中，没有防腐作用的是（　　）

    A. 20% 乙醇　　　　　　　　　　　B. 1% 吐温 -80

    C. 对羟基苯甲酸丁酯　　　　　　　　D. 30% 甘油

    E. 苯甲酸

15. 下列有关药品卫生的叙述不正确的是（　　）

    A. 各国对药品卫生标准都有严格规定

    B. 药剂被微生物污染，可能使其全部变质、腐败，甚至失效，危害人体

    C.《中国药典》2015 年版对中药制剂微生物限度标准作了严格规定

    D. 制药环境的空气要进行净化处理

    E. 药剂的微生物污染主要由原料、辅料造成

16. 应采用无菌操作法制备的是（　　）

    A. 粉针剂　　　　B. 糖浆剂　　　　C. 片剂　　　　D. 口服液

    E. 颗粒剂

17. 对于含有聚山梨酯的药物，防腐能力不会受到破坏的防腐剂是（　　）

    A. 对羟基苯甲酸　　B. 甲酚　　　　　　C. 山梨酸　　　　　　D. 苯甲酸钠

    E. 苯甲酸

18. 苯甲酸的一般用量为（　　）

    A. 0.5% ~ 1.0%　　B. 1% ~ 3%　　　　C. 0.2% ~ 0.3%　　D. 0.1% ~ 0.25%

    E. 0.01% ~ 0.25%

19. 尼泊金类是（　　）

    A. 聚乙烯类　　　　　　　　　　　　B. 聚山梨酯

    C. 对羟基苯甲酸酯类　　　　　　　　D. 山梨酸

    E. 苯甲酸钠

20. 不得检出霉菌和酵母菌的是（　　）

    A. 熊胆眼药水　　B. 云南白药　　　　C. 伤湿止痛膏　　　　D. 参苓片

    E. 双黄连口服液

【B 型题】

[21 ~ 24]

    A. 干热灭菌　　　　B. 防腐剂　　　　　C. 化学气体灭菌　　D. 消毒剂消毒

    E. 湿热灭菌

21. 用于操作人员手部消毒的方法是（　　）

22. 利用饱和水蒸气或沸水灭菌的是（　　）

23. 利用甲醛等蒸气熏蒸的是（　　）

24. 利用火焰或干热空气灭菌的是（　　）

[25 ~ 28]

    A. 火焰灭菌　　　　B. 紫外线灭菌　　　C. 微孔滤膜过滤　　D. 热压灭菌

    E. 辐射灭菌

25. 手术刀等手术器械可用的灭菌方法是（　　）

26. 已密封的整箱药品可用的灭菌方法是（　　）

27. 天花粉蛋白粉针可用的灭菌方法是（　　）

28. 包装车间空气可用的灭菌方法是（　　）

[29 ~ 32]

    A. $^{60}Co - \gamma$ 射线灭菌法　　　　　　　　B. 环氧乙烷灭菌法

    C. 用 G_6 垂熔玻璃滤器　　　　　　　D. 低温间歇灭菌法

    E. 高速热风灭菌法

29. 属于化学灭菌法的是（　　）

30. 属于湿热灭菌法的是（　　）

31. 属于辐射灭菌法的是（　　）

32. 属于干热灭菌法的是（　　）

[33~36]

    A. 山梨酸钾   B. 尼泊金类   C. 30% 甘油   D. 苯甲酸类

    E. 75% 乙醇

33. 对霉菌、细菌均有较强抑制作用的是（   ）

34. 应在 pH 4 以下药液中使用的是（   ）

35. 特别适合于含吐温的液体药剂的是（   ）

36. 多种酯合用效果更佳的是（   ）

[37~40]

    A. 超滤   B. 流通蒸汽灭菌法

    C. 微波灭菌法   D. 热压灭菌法

    E. 低温间歇灭菌法

37. 可杀灭全部细菌芽胞的方法是（   ）

38. 利用高压饱和水蒸气灭菌的方法是（   ）

39. 使分子间产生摩擦而升温，从而灭菌的方法是（   ）

40. 适用于不耐热品种灭菌的是（   ）

【X 型题】

41. 影响湿热灭菌效果的因素包括（   ）

    A. 微生物的种类   B. 微生物的数量   C. 灭菌温度   D. 灭菌时间

    E. 被灭菌物品的性质

42. 属于物理灭菌法的是（   ）

    A. 湿热灭菌法   B. 干热灭菌法   C. 微波灭菌法   D. 甲醛灭菌法

    E. 紫外线灭菌法

43. 药剂可能被微生物污染的途径有（   ）

    A. 操作人员   B. 药物原料、辅料

    C. 包装材料   D. 制药工具

    E. 环境空气

44. 能除去芽胞的灭菌方法有（   ）

    A. 0.22μm 微孔滤膜滤过   B. 辐射灭菌法

    C. 流通蒸汽灭菌法   D. 低温间歇灭菌法

    E. 干热灭菌法

45. 热压灭菌的灭菌条件是（   ）

    A. 在密闭高压灭菌器内进行

    B. 在干燥、高压条件下进行

    C. 在表压为 98.07kPa，温度为 121.5℃下，灭菌 20min

    D. 采用饱和水蒸气

    E. 采用过热水蒸气

46. 可用于滤过细菌的滤器有（   ）

A. G_6 垂熔玻璃滤器   B. 超滤器

C. 石棉板   D. 微孔滤膜滤器

E. 板框压滤机

47. 属于湿热灭菌法的有（   ）

     A. 75% 乙醇灭菌法   B. 流通蒸汽灭菌法

     C. 高速热风灭菌法   D. 煮沸灭菌法

     E. 热压灭菌法

48. 属于化学灭菌法的有（   ）

     A. 3% ~5%煤酚皂溶液灭菌法   B. 环氧乙烷灭菌法

     C. 低温间歇灭菌法   D. 75% 乙醇灭菌法

     E. 流通蒸汽灭菌法

49. 下列关于对羟基苯甲酸酯类的叙述正确的是（   ）

     A. 在含吐温类药液中常使用它作防腐剂

     B. 在碱性药液中的作用最好，酸性药液中作用减弱

     C. 在酸性、中性、碱性药液中均有效

     D. 水中溶解度较小

     E. 对霉菌效能较强

50. 下列可作为气体杀菌剂的是（   ）

     A. 过氧醋酸   B. 尼泊金乙酯   C. 甲醛   D. 75% 乙醇

     E. 环氧乙烷

51. 可用微波灭菌法灭菌的有（   ）

     A. 胶囊粉   B. 散剂   C. 膜剂   D. 注射液

     E. 药材饮片

52. $^{60}Co - \gamma$ 射线的灭菌机理是（   ）

     A. 直接作用于微生物的蛋白质、核酸和酶等，促使化学键断裂，杀死微生物

     B. 空气受辐射后产生微量臭氧起灭菌作用

     C. 降低细菌表面张力，增加菌体胞浆膜的通透性，使细胞破裂和溶解

     D. 间接作用于微生物体内的水分子，引起水的电离和激发，生成自由基，再
         作用于微生物活性分子，使微生物死亡

     E. 利用高频电场使物质内部分子摩擦迅速升温而灭菌

53. 可用紫外线灭菌法灭菌的有（   ）

     A. 铝箔包装的药物颗粒   B. 空气

     C. 膜剂   D. 物体表面

     E. 装于玻璃瓶中的液体制剂

二、名词解释

1. 制药卫生

2. 气体灭菌法

3. 物理灭菌法

4. 无菌操作法

5. 空气洁净技术

三、填空题

1. 中药制剂的微生物污染主要来源于原辅料、包装材料、生产过程和_____过程。

2. 能创造洁净空气环境的各种技术总称为_____技术。

3. 用物理或化学方法防止和抑制微生物生长繁殖的操作称为_____。

4. 用物理或化学方法杀灭病原微生物的操作称为_____。

5. 利用火焰或干热空气进行灭菌的方法称为_____。

6. 在高压灭菌器内，利用高压水蒸气杀灭微生物的方法称为_____。

7. 热压灭菌法是最可靠的湿热灭菌方法，采用 115℃ 温度时，所需灭菌时间为_____。

8. 用微孔滤膜滤过除菌，薄膜滤材的孔径一般应选用_____ μm 以下的。

9. 苯甲酸钠作为防腐剂用于内服和外用制剂时，一般用量为_____。

10. 山梨酸依靠其未解离分子发挥防腐作用，应用时一般介质的 pH 值以_____左右为宜。

四、是非题

1. 若操作室室内的空气洁净度要求达到 A 级，则应当采用非层流型空调系统。(   )

2. 我国《药品生产质量管理规范》实施指南规定，产品灭菌效果的 $F_0 \geq 8.0$。(   )

3. 低温间歇灭菌法适用于必须用加热灭菌法灭菌但又不耐较高温度的药品。(   )

4. 普通玻璃可以吸收紫外线，故玻璃容器中的药物可采用紫外线灭菌法灭菌。(   )

5. 垂熔玻璃滤器有多种规格，均可以作为滤过除菌器使用。(   )

6. 甲醛溶液加热熏蒸法属于化学灭菌法。(   )

7. 制剂中含有 10% 的乙醇（mL/mL）即具有防腐作用。(   )

五、简答题

1. 简述物理灭菌法的含义，并写出五种常用的物理灭菌法。

2. 简述防腐剂的含义，并写出五种中药制剂常用的防腐剂。

3. 简述热压灭菌器的使用注意事项。

4. 简述影响湿热灭菌的因素。

六、论述题

试述空气洁净技术的含义、应用价值及技术特点。

参 考 答 案

一、选择题

【A 型题】

1. D 2. E 3. B 4. E 5. A 6. A 7. B 8. B 9. D 10. A 11. E 12. E
13. E 14. B 15. E 16. A 17. C 18. D 19. C 20. A

【B 型题】

21. D 22. E 23. C 24. A 25. D 26. E 27. C 28. B 29. B 30. D 31. A
32. E 33. A 34. D 35. A 36. B 37. E 38. D 39. C 40. A

【X 型题】

41. ABCDE 42. ABCE 43. ABCDE 44. AD 45. ACD 46. AB 47. BDE
48. ABD 49. CDE 50. ACE 51. ABDE 52. AD 53. BCD

二、名词解释

1. 制药卫生是主要论述药剂微生物学方面的要求及达到要求所采取的措施与方法。

2. 气体灭菌法是指利用化学药品所形成的气体或蒸汽对灭菌的物品、材料进行熏蒸，从而达到灭菌目的的方法。

3. 物理灭菌法是指利用温度、声波、电磁波、辐射等物理因素达到灭菌目的的方法。

4. 无菌操作法是指将整个操作过程控制在无菌条件下进行的一种操作方法。

5. 空气洁净技术是指能创造洁净空气环境（洁净空气室、洁净工作台），以保证产品纯度，提高成品率的一门新技术。

三、填空题

1. 贮藏
2. 空气洁净
3. 防腐（或抑菌）
4. 消毒
5. 干热灭菌法
6. 热压灭菌法
7. 30min
8. 0.22
9. 0.1%～0.25%
10. 4.5

四、判断题

1. ×　2. √　3. √　4. ×　5. ×　6. √　7. ×

五、简答题

1.（1）物理灭菌法是利用物理因素，如温度、声波、电磁波、辐射等达到灭菌目的的方法。

（2）常用的物理灭菌法有火焰灭菌法、干热空气灭菌法、热压灭菌法、流通蒸汽灭菌法、紫外线灭菌法等。

2.（1）能抑制微生物生长繁殖的化学物品称为防腐剂。

（2）中药制剂中常用的防腐剂有苯甲酸、苯甲酸钠、尼泊金乙酯、山梨酸、乙醇等。

3. 热压灭菌器是一种高压设备，使用时必须严格按照操作规程操作，并应注意以下几点：

（1）使用前认真检查灭菌器的主要部件。

（2）灭菌时，首先应将灭菌器内的冷空气排出。

（3）灭菌时间必须从全部待灭菌物品达到预定的温度时算起，并维持规定的时间。

（4）灭菌完毕后停止加热，待压力表逐渐下降至零，才能放出锅内蒸汽，开启灭菌器；待被灭菌物品温度下降至80℃左右时，才能把灭菌器的门全部打开。

4. 影响湿热灭菌效果的因素有很多，主要包括微生物的种类和数量、药物的性质与介质的性质、灭菌的温度、蒸汽的性质以及灭菌时间等。

六、论述题

空气洁净技术是指能创造洁净空气环境的各种技术的总称，制药过程中应用空气洁净技术是提高中药制剂质量、保证产品纯度的有效手段。空气洁净技术一般可分为非层流型空调系统和层流洁净技术。

（1）非层流型空调系统设备费用低、安装简单，但不易将空气中存在的尘粒除尽，只能达到稀释空气中尘粒浓度的效果。

（2）层流洁净技术可使操作室内达到很高的洁净度。层流环境中，粒子不易积聚，即在空气中浮动不会蓄积和沉降；室内空气不会出现停滞状态；外界空气已经过净化，无尘埃粒子带入室内；洁净室内产生的污染物也能被运动的气流带走，有自行除尘能力，可避免不同药物粉末的交叉感染。

第四章 粉碎 筛析 混合

习 题

一、选择题

【A 型题】

1. 以含量均匀一致为目的的操作称为（　　）

    A. 粉碎　　　　　B. 过筛　　　　　C. 混合　　　　　D. 制粒

    E. 干燥

2. 下列应单独粉碎的药物是（　　）

    A. 牛黄　　　　　B. 大黄　　　　　C. 厚朴　　　　　D. 山茱萸

    E. 桔梗

3. 药材粉碎前应充分干燥，一般要求水分含量（　　）

    A. <5%　　　　　B. <7%　　　　　C. <8%　　　　　D. <10%

    E. <15%

4. 球磨机粉碎的理想转速为（　　）

    A. 最低转速的 32 倍　　　　　　　B. 临界转速

    C. 临界转速的 75%　　　　　　　D. 临界转速的 90%

    E. 最高转速的 75%

5. 乳香、没药宜采用的粉碎方法为（　　）

    A. 串料法　　　　B. 串油法　　　　C. 低温粉碎法　　　D. 蒸罐法

    E. 串研法

6. 下列关于粉碎目的的叙述不正确的是（　　）

    A. 增加难溶性药物的溶出　　　　B. 有利于炮制

    C. 有利于发挥药效　　　　　　　D. 制剂的需要

    E. 利于浸出有效成分

7. 流能磨的粉碎原理是（　　）

    A. 不锈钢齿的撞击与研磨作用

    B. 旋锤高速转动的撞击作用

C. 机械面的相互挤压作用

D. 圆球的撞击与研磨作用

E. 高速弹性流体使药物颗粒之间或颗粒与室壁之间的碰撞作用

8. 有关粉碎机械的使用叙述错误的是（　　）

  A. 应先加入物料再开机　　　　　　　　B. 首先应根据物料选择适宜的机械

  C. 应注意剔除物料中的铁渣石块　　　　D. 粉碎后要彻底清洗机械

  E. 电机应加防护罩

9. 不同中药材有不同硬度的原因是（　　）

  A. 内聚力不同　　B. 用药部位不同　　C. 密度不同　　　D. 黏性不同

  E. 弹性不同

10. 下列宜串料粉碎的药物是（　　）

  A. 鹿茸　　　　B. 白芷　　　　C. 山药　　　　D. 熟地黄

  E. 防己

11. 非脆性晶形药材（冰片）受力变形不易碎裂，粉碎时应（　　）

  A. 降低温度　　B. 加入粉性药材　　C. 加入少量液体　　D. 干燥

  E. 加入脆性药材

12. 树脂类非晶形药材（乳香）受力可引起弹性变形，粉碎时应（　　）

  A. 干燥　　　　B. 加入少量液体　　C. 加入脆性药材　　D. 低温粉碎

  E. 加入粉性药材

13. 下列药物中，不采用加液研磨湿法粉碎的是（　　）

  A. 冰片　　　　B. 牛黄　　　　C. 麝香　　　　D. 樟脑

  E. 薄荷脑

14. 下列宜串油粉碎的药物是（　　）

  A. 朱砂　　　　B. 冰片　　　　C. 白术　　　　D. 大枣

  E. 紫苏子

15. 下列不是粉碎操作应注意的是（　　）

  A. 粉碎过程中应及时过筛　　　　　　　B. 粉碎毒剧药时应避免中毒

  C. 药材入药部位必须全部粉碎　　　　　D. 药物不宜过度粉碎

  E. 药料必须全部混匀后粉碎

16. 不宜采用球磨机粉碎的药物是（　　）

  A. 沉香　　　　B. 硫酸铜　　　　C. 松香　　　　D. 蟾酥

  E. 五倍子

17. 在无菌条件下可进行无菌粉碎的是（　　）

  A. 锤式粉碎机　　B. 球磨机　　C. 石磨　　　D. 柴田式粉碎机

  E. 万能粉碎机

18. 利用高速流体粉碎的是（　　）

  A. 柴田式粉碎机　　B. 锤击式粉碎机　　C. 流能磨　　D. 球磨机

E. 万能粉碎机

19. 100 目筛相当于《中国药典》中的（　　　）

    A. 五号筛   B. 七号筛   C. 六号筛   D. 三号筛

    E. 四号筛

20.《中国药典》五号标准药筛相当于工业用筛的目数是（　　　）

    A. 100 目   B. 80 目   C. 140 目   D. 20 目

    E. 以上都不对

21. 最细粉是指（　　　）

    A. 全部通过八号筛，并含能通过九号筛不少于60%的粉末

    B. 全部通过五号筛，并含能通过六号筛不少于95%的粉末

    C. 全部通过六号筛，并含能通过七号筛不少于95%的粉末

    D. 全部通过七号筛，并含能通过八号筛不少于95%的粉末

    E. 全部通过八号筛，并含能通过九号筛不少于95%的粉末

22. 能全部通过四号筛，但混有能通过五号筛不超过60%的粉末，称为（　　　）

    A. 细粉   B. 中粉   C. 粗粉   D. 极细粉

    E. 最细粉

23. 含油脂的黏性较强的药粉，宜选用的筛析设备是（　　　）

    A. 电磁簸动筛粉机   B. 手摇筛

    C. 旋风分离器   D. 振动筛粉机

    E. 悬挂式偏重筛粉机

24.《中国药典》中七号标准药筛筛孔内径为（　　　）

    A. $150\mu m \pm 6.6\mu m$ B. $125\mu m \pm 5.8\mu m$

    C. $250\mu m \pm 9.9\mu m$ D. $355\mu m \pm 13\mu m$

    E. 以上都不是

25. 下列有关微粉特性的叙述不正确的是（　　　）

    A. 微粉轻质、重质之分只与真密度有关

    B. 堆密度指单位容积微粉的质量

    C. 微粉是指固体细微粒子的集合体

    D. 比表面积为单位重量微粉具有的表面积

    E. 真密度为微粉的真实密度，一般由气体置换法求得表面积

26. 微粉流速反映的是（　　　）

    A. 微粉的润湿性   B. 微粉的粒密度

    C. 微粉的空隙度   D. 微粉的流动性

    E. 微粉的比表面积

27. 休止角表示微粉的（　　　）

    A. 粒子形态   B. 流动性   C. 疏松性   D. 摩擦性

    E. 流速

28. 以下关于粉碎目的的叙述不正确的是 （　　　）
    A. 便于制备制剂　　　　　　　　　B. 有利于浸出有效成分
    C. 有利于发挥药效　　　　　　　　D. 有利于环境保护
    E. 有利于药物溶解

29. 用沉降法测定的微粉粒子直径又称 （　　　）
    A. 外接圆径　　　B. 长径　　　　　C. 比表面积粒径　　　D. 定方向径
    E. 有效粒径

30. 下面给出的粉末临界相对湿度（CRH）中，最易吸湿的粉末临界相对湿度为
    （　　　）
    A. 45%　　　　　　B. 48%　　　　　C. 53%　　　　　　D. 0%
    E. 56%

【B 型题】
[31 ~ 34]
    A. 湿法粉碎　　　B. 低温粉碎　　　C. 蒸罐处理　　　D. 混合粉碎
    E. 超微粉碎

31. 处方中性质、硬度相似的药材的粉碎方法是 （　　　）
32. 可将药材粉碎至粒径 5μm 左右的粉碎方法是 （　　　）
33. 树脂类药材、胶质较多药材的粉碎方法是 （　　　）
34. 在药料中加入适量水或其他液体进行研磨粉碎的方法是 （　　　）
[35 ~ 38]
    A. 单独粉碎　　　B. 水飞　　　　　C. 串料　　　　　D. 加液研磨
    E. 串油

35. 将水不溶性矿物药、贝壳类药物粉碎成极细粉应采用的方法为 （　　　）
36. 含大量黏性成分的药料粉碎应采用的方法为 （　　　）
37. 贵重药、毒性药物的粉碎应采用的方法为 （　　　）
38. 含大量油脂性成分的药物粉碎应采用的方法为 （　　　）
[39 ~ 42]
    A. 微粒物质的真实密度　　　　　　B. 微粒的流动性
    C. 单位容积微粉的质量　　　　　　D. 单位重量微粉具有的表面积
    E. 微粒粒子本身的密度

39. 堆密度表示 （　　　）
40. 比表面积表示 （　　　）
41. 休止角表示 （　　　）
42. 粒密度表示 （　　　）
[43 ~ 46]
    A. 增加药物表面积，极细粉末与液体分离
    B. 粗细粉末分离、混合

C. 粉碎与混合同时进行，效率高

D. 粗细粉末分离、粉末与空气分离

E. 减小物料内聚力，使物料易于碎裂

43. 过筛的特点是（　　　）

44. 混合粉碎的特点是（　　　）

45. 水飞的特点是（　　　）

46. 加液研磨的特点是（　　　）

[47～50]

　　A. 朱砂　　　　　　B. 杏仁　　　　　　C. 马钱子　　　　　D. 冰片

　　E. 玉竹

47. 药物用串料法粉碎的是（　　　）

48. 药物用加液研磨法粉碎的是（　　　）

49. 药物有毒需单独粉碎的是（　　　）

50. 药物用串油法粉碎的是（　　　）

[51～54]

　　A. 八号筛　　　　　B. 七号筛　　　　　C. 六号筛　　　　　D. 五号筛

　　E. 二号筛

51. 120 目筛是（　　　）

52. 细粉全部通过（　　　）

53. 极细粉全部通过（　　　）

54. 最细粉全部通过（　　　）

[55～58]

　　A. 外接圆径　　　　B. 短径　　　　　　C. 有效粒径　　　　D. 比表面积粒径

　　E. 定方向径

55. 沉降粒径指（　　　）

56. 全部粉粒均按同一方向测量的值为（　　　）

57. 以吸附法或透过法求得的粒径为（　　　）

58. 以粉粒外接圆的直径代表的粒径为（　　　）

【X 型题】

59. 下列关于粉碎的叙述正确的是（　　　）

　　A. 非极性晶形药物如樟脑、冰片等不易粉碎

　　B. 极性晶形药物如生石膏、硼砂等易粉碎

　　C. 含油性、黏性成分多的药材宜单独粉碎

　　D. 非晶形药物如树脂、树胶等应低温粉碎

　　E. 药材粉碎后易溶解与吸收，稳定性增强

60. 与球磨机粉碎效果有关的因素是（　　　）

　　A. 装药量　　　　　B. 转速　　　　　　C. 球磨机直径　　　D. 球的大小

E. 药物性质

61. 粉碎的目的是（ ）
    A. 便于制备各种药物制剂
    B. 利于药材中有效成分的浸出
    C. 利于调配、服用和发挥药效
    D. 增加药物的表面积，促进药物溶散
    E. 有利于环境保护

62. 粉碎机械的粉碎作用方式有（ ）
    A. 截切
    B. 劈裂
    C. 研磨
    D. 撞击
    E. 挤压

63. 粉碎药物时应注意（ ）
    A. 中药材的药用部分必须全部粉碎，叶脉或纤维等可挑去不粉碎
    B. 工作中要注意劳动保护
    C. 粉碎过程应及时筛去细粉
    D. 药物要粉碎适度
    E. 粉碎易燃、易爆药物要注意防火

64. 使药材易于粉碎的方法有（ ）
    A. 减小脆性
    B. 增加韧性
    C. 减小韧性
    D. 降低黏性
    E. 增加脆性

65. 处方中需串料粉碎的有（ ）
    A. 山药
    B. 紫苏子
    C. 枸杞
    D. 天冬
    E. 熟地黄

66. 制得的颗粒流动性好的方法是（ ）
    A. 高速搅拌制粒
    B. 滚转法制粒
    C. 挤出制粒
    D. 喷雾干燥制粒
    E. 流化喷雾制粒

67. 人参常用的粉碎方法是（ ）
    A. 串料粉碎
    B. 低温粉碎
    C. 湿法粉碎
    D. 混合粉碎
    E. 单独粉碎

68. 微粉特性对制剂的影响有（ ）
    A. 对制剂有效性有影响
    B. 对片剂崩解性有影响
    C. 对分剂量、充填的准确性有影响
    D. 对可压性有影响
    E. 影响混合的均一性

69. 下列关于过筛原则叙述正确的有（ ）
    A. 选用适宜筛目
    B. 药筛中药粉的量越多，过筛效率越高
    C. 加强振动，并且振动速度越快，过筛效率越高
    D. 药筛中药粉的量适中
    E. 粉末应干燥

70. 《中国药典》中粉末分等包括（ ）

A. 粗粉　　　　　B. 最粗粉　　　　　C. 微粉　　　　　D. 细粉

E. 极细粉

71. 常用于表示微粉流动性的术语有（　　　）

A. 堆密度　　　　B. 休止角　　　　C. 流速　　　　D. 孔隙率

E. 比表面积

72. 需经特殊处理后再粉碎的药物有（　　　）

A. 含有动物的皮、肉、筋骨的药料　　B. 含有大量贵重细料的药料

C. 含有大量油脂性成分的药料　　　　D. 含有大量粉性成分的药料

E. 含有大量黏性成分的药料

73. 需单独粉碎的药料有（　　　）

A. 麝香　　　　　B. 桂圆肉　　　　C. 胡桃仁　　　　D. 珍珠

E. 冰片

74. 需采用水飞法进行粉碎的药物有（　　　）

A. 滑石　　　　　B. 硼砂　　　　　C. 芒硝　　　　　D. 炉甘石

E. 朱砂

75. 影响粉体流动性的因素有（　　　）

A. 粉体粒子的表面状态　　　　　B. 粉体物质的化学结构

C. 粉体的溶解性能　　　　　　　D. 粉体粒子的形状

E. 粉体的粒径

76. 下列可以节约机械能的方法是（　　　）

A. 自由粉碎法　　B. 低温粉碎法　　C. 水飞法　　　　D. 混合粉碎法

E. 加液研磨法

77. 蟾酥常用的粉碎方法是（　　　）

A. 球磨机粉碎　　B. 流能磨粉碎　　C. 低温粉碎　　　D. 单独粉碎

E. 水飞法

78. 下列关于粉体物性叙述正确的有（　　　）

A. 休止角大的粉体流动性好

B. 粉体的粒度越小其流动性越好

C. 粉体的全孔隙率 $= (V_1 + V_2)/V$

D. 两种粉体的密度差异大不利于混合操作

E. 调整粉体的孔隙率可增强片剂的崩解性能

79. 下列关于粉碎原理叙述正确的是（　　　）

A. 粉碎是利用机械力破坏物质分子间的内聚力

B. 内聚力是指物质的同种分子间的吸引力

C. 内聚力不同，硬度不同

D. 粉碎是将机械能转变成表面能的过程

E. 粉碎是使药物的块粒减小，表面积增大

80. 下列应该采用加液研磨法粉碎的药料是（　　　）

    A. 樟脑　　　　　B. 石膏　　　　　C. 冰片　　　　　D. 薄荷脑

    E. 麝香

二、名词解释

1. 粉碎

2. 休止角

3. 水飞法

4. 开路粉碎

5. 打潮

三、填空题

1. 粉碎、筛析同步完成的方法是_____。

2. 研磨混合不宜用于具有吸湿性和_____的成分。

3. 实验室常用的混合方法有_____、_____、_____。

4. 对含有剧毒药品、贵重药品或各组分混合比例相差悬殊的药品，应采用_____的原则进行混合。

5. 固体药物被机械粉碎的过程就是借助机械力来部分破坏物质分子间的_____，即机械能转变成_____的过程。

四、是非题

1. 混合粉碎可使粉碎与混合操作同时进行，粉碎产品的粒度较一致，且混合均匀。（　　　）

2. 粉碎过程系机械能全部转化为表面能的过程。（　　　）

3. 粉碎度又称粉碎比，是药物在粉碎前的粒径与粉碎后的粒径之比。粉碎度越大，粉体的粒度越大。（　　　）

4. 槽形混合机只适用于颗粒剂等需制"团块状软材"的混合。（　　　）

5. 一般来说，球磨机中球体的直径越大、密度越大，越适合于物料的微粉碎。（　　　）

五、简答题

1. 何谓自由粉碎？其意义何在？

2. 湿法粉碎的原理及应用特点是什么？其液体的选择原则是什么？

3. 离析的含义是什么？其如何分类？

六、论述题

1. 试述球磨机的粉碎原理、适用范围，及影响其粉碎效果的因素。

2. 试述等量递增法混合的含义、操作步骤及注意事项。

3. 试述药物微粉化可采用的方法。

参 考 答 案

一、选择题

【A 型题】

1. C 2. A 3. A 4. C 5. C 6. B 7. E 8. A 9. A 10. D 11. C 12. D 13. B 14. E 15. E 16. A 17. B 18. C 19. C 20. B 21. C 22. B 23. A 24. B 25. A 26. D 27. B 28. D 29. E 30. A

【B 型题】

31. D 32. E 33. B 34. A 35. B 36. C 37. A 38. E 39. C 40. D 41. B 42. E 43. B 44. C 45. A 46. E 47. E 48. D 49. C 50. B 51. B 52. D 53. A 54. C 55. C 56. E 57. D 58. A

【X 型题】

59. ABD 60. ABDE 61. ABCD 62. ABCDE 63. BCDE 64. CDE 65. BCDE 66. ABDE 67. BE 68. ABCDE 69. ADE 70. ABDE 71. BC 72. ACE 73. ADE 74. ABDE 75. ADE 76. ABCDE 77. AD 78. CDE 79. ABCDE 80. ACDE

二、名词解释

1. 粉碎是指借用机械力将大块固体物质碎成规定细度的操作过程。

2. 休止角是微粉粒子黏着性的一个间接衡量指标，亦称堆角。其是指物料在水平面堆积形成的堆表面与水平面之间的夹角。

3. 水飞法指先将药物打成碎块，除去杂质，放入研钵或电动研钵中，加适量水用研锤重力研磨的方法。

4. 开路粉碎是指连续把需粉碎的物料供给粉碎机的同时，不断地从粉碎机中把已粉碎的细物料取出的操作。

5. 打潮是指粉碎药材时加少量的水。

三、填空题

1. 水飞法

2. 爆炸性

3. 搅拌混合　　研磨混合　　过筛混合

4. 等量混合

5. 内聚力　　表面能

四、是非题

1. ×　 2. ×　 3. ×　 4. ×　 5. ×

五、简答题

1. 为使机械能尽可能有效地用于粉碎过程,应将已达到细度要求的粉末随时分离移去,使粗粒有充分机会接受机械能,这种粉碎方法称为自由粉碎。反之若细粉始终保留在系统中,不但能在粗粒中间起缓冲作用,而且要消耗大量机械能,影响粉碎率,同时也产生了大量不需要的过细粉。所以在粉碎过程中必须随时分离细粉。

2. (1) 湿法粉碎的原理是用水或其他液体等小分子渗入药物颗粒的裂隙,减少其分子间的引力而利于粉碎。

(2) 该法适用于难以粉碎的矿物药、非极性晶体药物、某些有较强刺激性或毒性的药物,用此法可避免粉尘飞扬。

(3) 通常选用药物遇湿不膨胀,两者不起变化,不妨碍药效的液体。

3. 离析系指粉碎后的药物粉末借空气或液体(水)旋转或流动的力,使粗粉(重)与细粉(轻)分离的操作。离析操作又分为风析与水飞。

六、论述题

1. (1) 粉碎原理:球磨机圆筒内装有一定数量和大小的钢质或瓷质圆球。圆筒转动将圆球抛起,然后圆球沿筒壁滚下,产生撞击作用,同时兼有研磨作用。

(2) 球磨机适用于粉碎各种性质的药物,如结晶性、树胶、树脂类药物,药材浸提物,刺激性、吸湿性、挥发性药物,贵重药物等。球磨机可用于干法或湿法粉碎,还可用于无菌粉碎。

(3) 影响粉碎效果的因素有球磨机转速,圆球大小、重量、数量,被粉碎物料的性质等。

2. (1) 等量递增法混合的含义:两种组分药物比重相差悬殊时,取量小组分药物与等量的量大组分药物同时置于混合器中混匀,再加入混合物等量的量大组分药物稀释均匀,如此等倍量增加,至加完全部量大组分的药物为止,混匀,过筛。该法又称配研法。

(2) 操作步骤:①先用少量量大组分的药物饱和混合器械,之后倒出;②加入量小组分的药物;③取与量小组分药物等量的量大组分药物共同研磨混合;④再加入与混合粉等量的量大组分药物混匀……如此反复加入混合,直至量大组分药物加完,混匀。

(3) 注意事项:该法通常先用量大组分药物饱和研钵,以减弱或消除研钵对量少组分药物的吸附作用,避免量小组分药物的损失。该法特别适用于毒性药物制备散剂。

3. 药物微粉化可采用流能磨、球磨机、胶体磨、微化器等器械;也可以用控制结晶法、溶剂转换法、固体分散法等方法制得微晶;还可以用微粒分散法将药物制成与水不相混溶的溶液,口服后药物再沉淀析出,在胃中呈微粒状分散,并再溶解。

第五章　浸　出　技　术

习　　题

一、选择题

【A 型题】

1. 浸提的基本原理是（　　）

　　A. 溶剂的浸润与渗透，成分的溶解浸出

　　B. 溶剂的浸润，成分的解吸与溶解

　　C. 溶剂的浸润与渗透，成分的解吸与溶解，溶质的扩散与置换

　　D. 溶剂的浸润，成分的溶解与滤过，浓缩液扩散

　　E. 溶剂的浸润，浸出成分的扩散与置换

2. 药材浸提过程中推动渗透与扩散的动力是（　　）

　　A. 温度　　　　　　B. 溶媒用量　　　　　C. 时间　　　　　　D. 浸提压力

　　E. 浓度差

3. 与溶剂润湿药材表面无关的因素是（　　）

　　A. 浓度差　　　　　B. 药材性质　　　　　C. 浸提压力　　　　D. 溶剂的性质

　　E. 接触面的大小

4. 浸提时，一般温度应控制在（　　）

　　A. 浸提溶剂的沸点或接近沸点　　　　　B. 100℃

　　C. 100℃以下　　　　　　　　　　　　D. 100℃以上

　　E. 150℃

5. 浸提过程中，溶剂进入细胞组织的途径是（　　）

　　A. 毛细管　　　　　　　　　　　　　　B. 与蛋白质结合

　　C. 与极性物质结合　　　　　　　　　　D. 药材表皮

　　E. 细胞壁破裂

6. 浸提药材时（　　）

　　A. 粉碎度越大越好　　　　　　　　　　B. 温度越高越好

　　C. 时间越长越好　　　　　　　　　　　D. 溶媒 pH 越高越好

E. 浓度差越大越好

7. 下列不能增加浸提浓度梯度的方法是（　　　）

  A. 不断搅拌　　　B. 更换新鲜溶剂　　　C. 连续逆流提取　　　D. 动态提取

  E. 高压提取

8. 在扩散公式中 dc/dx 代表（　　　）

  A. 浓度差　　　B. 扩散速率　　　C. 扩散系数　　　D. 扩散半径

  E. 扩散浓度

9. 乙醇作为浸出溶媒不具备的特点是（　　　）

  A. 极性可调　　　 B. 溶解范围广

  C. 可以延缓酯类药物的水解　　　D. 具有防腐作用

  E. 可用于药材脱脂

10. 浸提过程中加入酸、碱的作用是（　　　）

  A. 增加浸润与渗透　　　 B. 增加有效成分的溶解

  C. 增大细胞间隙　　　 D. 增加有效成分的扩散

  E. 防腐

11. 下列关于单渗漉法的叙述正确的是（　　　）

  A. 药材先湿润后装筒

  B. 浸渍后排气

  C. 慢漉流速为 $1 \sim 5mL/min$

  D. 快漉流速为 $5 \sim 8mL/min$

  E. 大量生产时，每小时流出液应相当于渗漉容器被利用容积的 $1/24 \sim 1/12$

12. 渗漉法提取时，影响渗漉效果的因素是（　　　）

  A. 与渗漉柱高度成正比，与柱直径成反比

  B. 与渗漉柱高度成反比，与柱直径成正比

  C. 与渗漉柱高度成反比，与柱直径成反比

  D. 与渗漉柱高度成正比，与柱直径成正比

  E. 与渗漉柱大小无关

13. 回流浸提法适用于（　　　）

  A. 全部药材　　　 B. 挥发性药材

  C. 对热不敏感的药材　　　D. 动物药

  E. 矿物药

14. 下列不属于水蒸气蒸馏浸提法的是（　　　）

  A. 水中蒸馏　　　B. 挥发油提取　　　C. 水上蒸馏　　　D. 多效蒸发

  E. 通水蒸气蒸馏

15. 煎煮法作为最广泛应用的基本浸提方法的原因是（　　　）

  A. 水经济易得　　　 B. 水溶解谱较广

  C. 可杀死微生物　　　 D. 浸出液易于滤过

  E. 符合中医传统用药习惯

16. 下列不适合用作浸渍法溶媒的是 （   ）

  A. 乙醇   B. 白酒   C. 丙酮   D. 水

  E. 甲醇

17. 下列溶剂中既可以作为脱脂剂又可以作为脱水剂的是 （   ）

  A. 醋酸乙酯   B. 丙酮   C. 氯仿   D. 石油醚

  E. 苯

18. 关于分离因数的叙述正确的是 （   ）

  A. 分离因数是物料的重量与所受离心力之比值

  B. 分离因数是物料所受离心力与重力的乘积

  C. 分离因数越大，离心机分离容量越大

  D. 分离因数越小，离心机分离能力越强

  E. 分离因数越大，离心机分离能力越强

19. 下列属于沉降分离法的是 （   ）

  A. 透析法   B. 超滤法   C. 水提醇沉法   D. 树脂分离法

  E. 膜分离法

20. 以下关于水提醇沉法操作的叙述正确的是 （   ）

  A. 将药液浓缩至稠膏   B. 水煎液浓缩后即可加入乙醇

  C. 用酒精计测定药液中的含醇量   D. 慢加醇，快搅拌

  E. 回收上清液，弃去沉淀

21. "架桥现象"容易出现在 （   ）

  A. 水醇法   B. 醇水法

  C. 吸附澄清法   D. 大孔树脂精制法

  E. 滤过法

22. 以下关于滤过速度的叙述不正确的是 （   ）

  A. 滤渣层两侧的压力差越大，滤速越大

  B. 滤速与滤器的面积成正比

  C. 滤速与滤材毛细管半径成正比

  D. 滤速与毛细管长度成正比

  E. 滤速与料液黏度成反比

23. 下列关于滤过方法叙述错误的是 （   ）

  A. 滤过方法的选择应综合考虑各影响因素

  B. 板框压滤机适用于醇沉液滤过

  C. 板框压滤机适用于黏度高的液体做密闭滤过

  D. 常压滤过法适用于小量药液滤过

  E. 垂熔玻璃滤器适用于注射剂及滴眼液的精滤

24. 以下有关微孔滤膜滤过的特点叙述不正确的是 （   ）

A. 孔径均匀，孔隙率高、滤速高   B. 滤过阻力小

C. 滤过时无介质脱落   D. 不易堵塞

E. 可用于热敏性药物的除菌净化

25. 下列不能作为助滤剂的是 （　　　）

A. 硅藻土   B. 滑石粉   C. 活性炭   D. 药材粉末

E. 陶瓷粉

26. 下列可用板框压滤机滤过的是 （　　　）

A. 丹参浓缩液   B. 小青龙合剂   C. 甘草流浸膏   D. 黄精水煎煮液

E. 滴眼液

27. 不宜采用超滤膜滤过的药液是 （　　　）

A. 中药注射剂   B. 中药合剂   C. 口服液   D. 酊剂

E. 酒剂

28. 一般以分子量截留值为孔径规格指标的滤材是 （　　　）

A. 微孔滤膜   B. 砂滤棒   C. 滤纸   D. 超滤膜

E. 垂熔玻璃滤器

29. 对离子交换树脂叙述错误的是 （　　　）

A. 可以制备纯水   B. 可用于离子型活性成分的分离精制

C. 含有极性与非极性基团两部分   D. 只允许阴离子通过

E. 不溶于水，但能吸水膨胀

30. 有关大孔吸附树脂精制法的叙述不正确的是 （　　　）

A. 大孔吸附树脂一般是先以乙醇洗脱杂质，再以不同浓度乙醇洗脱有效成分

B. 大孔吸附树脂具有大的比表面积及多孔性

C. 不同规格的大孔树脂有不同的极性

D. 应结合成分性质选择大孔树脂的类型、型号、洗脱剂浓度

E. 提取物上样前要滤过处理

31. 下列有关药液浓缩过程的叙述正确的是 （　　　）

A. 必须一次性向溶液供给热能

B. 加热蒸汽温度越高越好

C. 适当降低冷凝器中二次蒸汽压力，可降低溶液沸点

D. 冷凝器中真空度越高越好

E. 蒸发过程中，溶液的沸点随其浓度的增加而逐渐降低

32. 以下关于减压浓缩的叙述不正确的是 （　　　）

A. 能防止或减少热敏性物质的分解

B. 增大了传热温度差，蒸发效率高

C. 不断排出溶剂蒸汽，有利于蒸发顺利进行

D. 沸点降低，可利用低压蒸汽作加热源

E. 不利于乙醇提取液的乙醇回收

33. 以下不属于减压浓缩装置的是（　　　）
    A. 三效浓缩器　　　B. 夹层锅　　　　　C. 管式蒸发器　　　D. 减压蒸馏器
    E. 真空浓缩罐

34. 以下关于薄膜蒸发特点的叙述不正确的是（　　　）
    A. 浓缩速度快，受热时间短
    B. 不受液体静压和过热影响，成分不易被破坏
    C. 能连续操作，可在常压或减压下进行
    D. 能将溶剂回收反复使用
    E. 能进行固液分离

35. 干燥时，湿物料中不能除去的水分是（　　　）
    A. 结合水　　　　　B. 非结合水　　　　C. 平衡水分　　　　D. 自由水分
    E. 毛细管中水分

36. 下列不适用于药剂工业生产干燥的方法是（　　　）
    A. 吸附干燥　　　　B. 减压干燥　　　　C. 流化干燥　　　　D. 喷雾干燥
    E. 冷冻干燥

37. 下列有关减压干燥叙述正确的是（　　　）
    A. 干燥温度高　　　　　　　　　B. 适用于热敏性物料
    C. 干燥时应加强翻动　　　　　　D. 干燥时间长
    E. 干燥产品较难粉碎

38. 下列有关干燥介质对干燥影响的叙述不正确的是（　　　）
    A. 在适当的范围内提高干燥介质的温度有利于干燥
    B. 应根据物料的性质选择适宜的干燥温度，以防止某些成分被破坏
    C. 干燥介质的相对湿度越大，干燥效率越低
    D. 干燥介质的相对湿度越大，干燥效率越高
    E. 干燥介质流动速度越快，干燥效率越高

39. 下列不能提高干燥速率的方法是（　　　）
    A. 减小湿度　　　　　　　　　　B. 加大热空气流动速度
    C. 增加物料堆积厚度　　　　　　D. 加大蒸发表面积
    E. 根据物料性质选择适宜的干燥速度

40. 下列关于流化干燥的叙述不正确的是（　　　）
    A. 适用于湿颗粒性物料的干燥　　B. 热利用率高
    C. 节省劳力　　　　　　　　　　D. 干燥速度快
    E. 热能消耗小

41. 下列有关喷雾干燥的叙述正确的是（　　　）
    A. 干燥温度高，不适用于热敏性药物
    B. 可获得硬颗粒状的干燥制品
    C. 能保持中药的色香味

    D. 相对密度为 1.00~1.35 的中药料液均可进行喷雾干燥

    E. 须加入助溶剂以增加干燥制品的溶解度

42. 湿颗粒不能采用的干燥方法是（   ）

    A. 烘干干燥   B. 喷雾干燥   C. 减压干燥   D. 沸腾干燥

    E. 红外干燥

43. 冷冻干燥实质上是（   ）

    A. 低温干燥   B. 真空干燥   C. 固态干燥   D. 升华干燥

    E. 冰点干燥

44. 冷冻干燥的特点不包括（   ）

    A. 适用于热敏性药物   B. 低温减压下干燥

    C. 成品多孔疏松，易溶解   D. 操作过程中只降温，不升温

    E. 成品含水量低，利于长期贮存

45. 下列关于流化干燥的叙述正确的是（   ）

    A. 适用于湿颗粒性物料的干燥   B. 热利用率低

    C. 能保持中药的色香味   D. 干燥速度慢

    E. 热能消耗小

46. 下列有关喷雾干燥特点的叙述不正确的是（   ）

    A. 用流化技术干燥液态物料

    B. 干燥表面积增大

    C. 能保持中药的色香味

    D. 干燥速度快，适合于含热敏性成分物料的干燥

    E. 须加入助溶剂以增加干燥制品的溶解度

47. 下列有关远红外干燥的叙述不正确的是（   ）

    A. 干燥速率是热风干燥的 10 倍   B. 产品外观好、质量高

    C. 能量利用率高   D. 适用于物料表面干燥

    E. 靠分子强烈振动产热

48. 以下关于冷冻干燥的叙述正确的是（   ）

    A. 将水以冰的形式从物料中除去   B. 是一种低温高压的干燥方法

    C. 适用于热敏性物品的干燥   D. 可用于挥发油的提取

    E. 生物制品不宜冷冻干燥

49. 远红外干燥设备中能辐射出远红外线的部分是（   ）

    A. 基体   D. 发热体   C. 涂层   D. 电源

    E. 机壳

50. 稠浸膏的干燥宜选用（   ）

    A. 烘干干燥   B. 减压干燥   C. 沸腾干燥   D. 喷雾干燥

    E. 冷冻干燥

【B 型题】

[51 ~ 55]

    A. 煎煮法   B. 浸渍法   C. 渗漉法   D. 双提法

    E. 水蒸气蒸馏法

51. 有效成分尚未清楚的方剂粗提宜采取的提取方法为（   ）

52. 挥发性成分含量较高的方剂宜采取的提取方法为（   ）

53. 挥发性成分、水溶性成分为有效成分的方剂宜采取的提取方法为（   ）

54. 无组织结构的药材、新鲜药材宜采取的提取方法为（   ）

55. 有效成分受热易被破坏的贵重药材、毒性药材宜采取的提取方法为（   ）

[56 ~ 60]

    A. 沉降分离法   B. 离心分离法

    C. 袋滤器分离法   D. 超滤法

    E. 旋风分离器分离法

56. 固体含量高的固体和液体混合物的分离宜选用（   ）

57. 固体微粒粒径很小的固体和液体混合物的分离宜选用（   ）

58. 固体和气体混合物的分离宜选用（   ）

59. 粒径不同的固体粉末的分离可选用（   ）

60. 分子量大小不同的蛋白质溶解物分离宜选用（   ）

[61 ~ 65]

    A. 平衡水   B. 自由水

    C. 结合水   D. 非结合水

    E. 自由水分和平衡水分之和

61. 存在于物料细小毛细管中及细胞中的水分为（   ）

62. 存在于物料表面及粗大毛细管中的水分为（   ）

63. 干燥过程中可以除去的水分为（   ）

64. 干燥过程中不能除去的水分为（   ）

65. 物料中所含有的水分为（   ）

[66 ~ 70]

    A. 烘干干燥   B. 减压干燥   C. 沸腾干燥   D. 喷雾干燥

    E. 冷冻干燥

66. 一般药材的干燥多选用（   ）

67. 稠浸膏的干燥宜选用（   ）

68. 较为黏稠液态物料的干燥宜选用（   ）

69. 颗粒状物料的干燥宜选用（   ）

70. 高热敏性物料的干燥宜选用（   ）

[71 ~ 75]

    A. 苷元、香豆素类   B. 生物碱类

C. 新鲜动物药材的脱脂 D. 黄酮类、苷类

E. 树脂类、芳烃类

71. 70% ~90% 的乙醇可用于提取 (　　)

72. 40% ~70% 的乙醇可用于提取 (　　)

73. 水中加入 1% 的醋酸可用于提取 (　　)

74. 90% 的乙醇可用于提取 (　　)

75. 丙酮可用于 (　　)

[76 ~80]

A. 升膜式蒸发器 B. 降膜式蒸发器

C. 刮板式薄膜蒸发器 D. 离心式薄膜蒸发器

E. 管式蒸发器

76. 利用被加热的管束进行蒸发,适用于蒸发量较大的热敏性料液,不适用于高黏度、易结垢的料液的是 (　　)

77. 适于蒸发浓度较高、黏度较大的药液,其沸腾传热系数与温度差无关的是 (　　)

78. 药液通过有蒸汽加热的管壁而被蒸发浓缩的是 (　　)

79. 利用高速旋转的转子,将药液刮布成均匀的薄膜而进行蒸发,适用于易结垢料液的是 (　　)

80. 适用于有效成分为高热敏性药液的浓缩的是 (　　)

[81 ~85]

A. 冷冻干燥 B. 减压干燥 C. 常压干燥 D. 沸腾干燥

E. 微波干燥

81. 适用于热稳定性药物干燥的方法是 (　　)

82. 采用升华原理干燥的方法是 (　　)

83. 利用流化技术干燥的方法是 (　　)

84. 兼有杀虫灭菌作用的干燥方法是 (　　)

85. 适用于稠浸膏干燥的方法是 (　　)

【X 型题】

86. 影响浸提的因素有 (　　)

A. 药材的成分与粒度 B. 浸提的时间与温度

C. 溶剂的用量与 pH 值 D. 溶剂性质

E. 浸提的压力

87. 90% 乙醇可浸出的成分有 (　　)

A. 树脂 B. 黄酮、苷类 C. 叶绿素 D. 芳烃类

E. 萜类

88. 下列浸提方法中适合以乙醇为溶剂进行提取的是 (　　)

A. 冷浸渍法 B. 热浸渍法 C. 煎煮法 D. 渗漉法

E. 回流法

89. 下列关于影响浸提因素的叙述正确的有（ ）
    A. 药材粉碎的越细越好　　　　　B. 提取的次数越多越好
    C. 药材先润湿有利于溶剂的浸提　　D. 浸提温度越高越好
    E. 浓度梯度越大越好

90. 渗漉法的优点为（ ）
    A. 动态浸出　　　　　　　　　　B. 药材充填操作简单
    C. 提取液不必另行滤过　　　　　D. 节省溶剂
    E. 适用于配制高浓度制剂

91. 下列有关渗漉法叙述正确的是（ ）
    A. 药粉越细，浸出越完全
    B. 装筒前药粉用溶媒湿润
    C. 装筒时药粉应较松，使溶剂容易扩散
    D. 药粉装完后，添加溶媒并排出空气
    E. 控制适当的渗漉速度

92. 适用于渗漉法提取制备的有（ ）
    A. 含贵重药的制剂　　　　　　　B. 含毒性药的制剂
    C. 含黏性药材的制剂　　　　　　D. 高浓度制剂
    E. 含新鲜及易膨胀药材的制剂

93. 超临界流体萃取法的特点是（ ）
    A. 可以通过调节温度和压力来调节对成分的溶解度
    B. CO_2 是最常用的超临界流体
    C. 条件适宜提取率可达 100%
    D. 适用于热敏性、易氧化的有效成分提取
    E. 只能用于提取亲脂性、低分子量的物质

94. 与药物滤过分离速度有关的因素是（ ）
    A. 滤渣层两侧的压力差　　　　　B. 滤器面积
    C. 料液的黏度　　　　　　　　　D. 滤渣层毛细管的半径
    E. 滤渣层毛细管的长度

95. 常用的浸提方法有（ ）
    A. 煎煮法　　　B. 浸渍法　　　C. 渗漉法　　　D. 回流法
    E. 水蒸气蒸馏法

96. 常用的分离方法有（ ）
    A. 沉降分离法　　B. 离心分离法　　C. 静置分离法　　D. 滤过分离法
    E. 冷冻分离法

97. 滤过方式为深层滤过的滤器有（ ）
    A. 布氏漏斗　　B. 板框压滤机　　C. 垂熔玻璃漏斗　　D. 砂滤棒
    E. 微孔滤膜滤器

98. 常用的精制方法有（　　　）
    A. 水提醇沉法　　B. 膜分离法　　C. 大孔树脂精制法　D. 絮凝沉降法
    E. 自然沉降法

99. 下列措施中有助于提高浸提效果的是（　　　）
    A. 将药材粉碎成极细粉　　　　　　B. 强制浸出液循环流动
    C. 用酸或碱调节浸提溶剂的 pH 值　D. 渗漉时让浸出液快速流出
    E. 在浸提过程中不断搅拌

100. 乙醇作为浸出溶媒所具备的特点是（　　　）
    A. 极性可调　　　　　　　　　　　B. 溶解范围广
    C. 可以延缓酯类药物的水解　　　　D. 具有防腐作用
    E. 可用于药材脱脂

101. 提高蒸发浓缩效率的主要途径是（　　　）
    A. 扩大蒸发面积　　　　　　　　　B. 降低二次蒸汽的压力
    C. 提高加热蒸汽的压力　　　　　　D. 不断向溶液供给热能
    E. 提高总传热系数值

102. 下列有关公式 $M \propto \dfrac{S(F-f)}{P}$ 的叙述正确的是（　　　）
    A. M 为单位时间内液体的蒸发量
    B. S 为液体暴露面积，其值越大越有利于蒸发
    C. P 为大气压，其值越小越有利于蒸发
    D. F 为在一定温度时液体的饱和蒸汽压，f 为在一定温度时液体的实际蒸汽压，$F-f$ 值越大越有利于蒸发
    E. f 值越大越有利于蒸发

103. 蒸发方法包括（　　　）
    A. 常压蒸发　　B. 减压蒸发　　C. 薄膜蒸发　　　　D. 多效蒸发
    E. 微波蒸发

104. 减压蒸发的优点包括（　　　）
    A. 防止或减少热敏性物质的分解　　B. 提高了蒸发效率
    C. 传热温度差升高　　　　　　　　D. 溶剂蒸汽排出快
    E. 可利用低压蒸汽作热源

105. 下列关于减压浓缩操作的叙述正确的是（　　　）
    A. 先抽真空，再吸入药液　　　　　B. 夹层通蒸汽，放出冷凝水
    C. 使药液保持适度沸腾　　　　　　D. 浓缩完毕，停抽真空
    E. 开放气阀，放出浓缩液

106. 下列关于湿物料中水分的叙述正确的有（　　　）
    A. 难以除去结合水
    B. 物料不同，在同一空气状态下平衡水分不同

C. 不能除去平衡水分

D. 易于除去非结合水分

E. 干燥过程中除去的水分只能是自由水分

107. 冷冻干燥的特点有（　　　）

A. 在高真空条件下干燥 　　　　　B. 在低温条件下干燥

C. 适用于热敏性物品 　　　　　　D. 成品多孔疏松

E. 又称升华干燥

108. 下列关于喷雾干燥的叙述正确的为（　　　）

A. 数小时内完成水分蒸发 　　　　B. 获得疏松的细颗粒或细粉

C. 适用于热敏性物料 　　　　　　D. 适用于液态物料的干燥

E. 适用于湿颗粒性物料的干燥

109. 薄膜蒸发常用方法是（　　　）

A. 升膜式蒸发 　　　　　　　　　B. 降膜式蒸发

C. 刮板式薄膜蒸发 　　　　　　　D. 离心式薄膜蒸发

E. 流化法

110. 适用于鼓式干燥的是（　　　）

A. 固体粉末 　　　　　　　　　　B. 中药浸膏

C. 湿颗粒 　　　　　　　　　　　D. 液体药料

E. 对热敏感的药料

111. 下列属于用流化技术进行干燥的方法有（　　　）

A. 喷雾干燥 　　B. 真空干燥 　　　C. 冷冻干燥 　　　D. 沸腾干燥

E. 减压干燥

112. 下列有关干燥介质对干燥影响的叙述正确的是（　　　）

A. 在适当的范围内提高干燥介质的温度有利于干燥

B. 应根据物料的性质选择适宜的干燥温度，以防止某些成分被破坏

C. 干燥介质的相对湿度越大，干燥效率越低

D. 干燥介质的相对湿度越大，干燥效率越高

E. 干燥介质流动速度越快，干燥效率越高

113. 提高干燥速率的方法有（　　　）

A. 减小湿度 　　　　　　　　　　B. 加大热空气流动

C. 增加物料堆积厚度 　　　　　　D. 加大蒸发表面积

E. 根据物料性质选择适宜的干燥速度

114. 湿颗粒可采用的干燥方法有（　　　）

A. 烘干干燥 　　B. 沸腾干燥 　　　C. 喷雾干燥 　　　D. 红外干燥

E. 减压干燥

115. 下列关于流化干燥的叙述正确的是（　　　）

A. 适用于湿颗粒性物料的干燥 　　B. 热利用率高

C. 节省劳力　　　　　　　　　　D. 干燥速度快

E. 热能消耗小

二、名词解释

1. 有效成分

2. 辅助成分

3. 无效成分

4. 提取

5. 浸润

6. 解吸作用

7. 精制

8. 浸提辅助剂

9. 煎煮法

10. 表面活性剂

11. 浸渍法

12. 渗漉法

13. 深层滤过

14. 离心分离法

15. 超滤

16. 透析法

17. 盐析法

18. 水提醇沉法

19. 非离子表面活性剂

20. 醇提水沉法

21. 结晶水

22. 结合水

23. 非结合水

24. 平衡水分

25. 干燥

26. 鼓式干燥法

27. 气流干燥

28. 喷雾干燥

29. 沸腾干燥

30. 冷冻干燥

31. 吸湿干燥

32. 红外线干燥

33. 减压干燥

34. 干燥介质

三、填空题

1. 药材成分可分为有效成分、_____、无效成分和组织成分。

2. 中药材的浸提过程包括润湿与渗透、_____及成分扩散等几个相互联系的阶段。

3. 可用作超临界流体的气体很多，但只有_____最常用。

4. 透析法是利用_____使小分子物质与大分子物质分离的方法。

5. 于溶液中加入大量的无机盐，使溶液中所含蛋白质等高分子物质沉淀析出而与其他成分分离的方法，称_____。

6. 水蒸气蒸馏法可分为共水蒸馏法、通水蒸气蒸馏法及_____。

7. 可用于分子分离的滤过方法是_____。

8. 乙醇含量在50%～70%时，适用于浸提_____。

9. 用碱作为浸提辅助剂时，应用最多的是_____。

10. 在所有浸提方法中，_____法在提取过程中可保持最大的浓度梯度。

11. 应用水提醇沉法精制中药提取液时，当药液中含醇量达到50%～60%时，主要可除去_____杂质。

12. 常用的助滤剂有_____、_____、_____、_____。

13. 在浸提过程中，溶剂通过_____进入细胞组织。

14. 在浸提过程中，常加入酸、碱的作用是为了增加有效成分的_____。

15. 扩散公式中 dc/dx 代表_____。

16. 丙酮既可作为_____，又可作为脱水剂。

17. 在单渗漉法的操作中，慢漉流速为_____ mL/min，快漉流速为_____ mL/min。

18. 渗漉法提取时，渗漉效果与渗漉柱高度成_____，与柱直径成_____。

19. 分离因数是指物料所受_____与重力之比值。

20. 有效成分受热易被破坏的贵重药材、毒性药材宜采取的提取方法为_____。

21. 某种不耐热的药液需要干燥时，比较适宜的干燥方法有_____、_____、_____、_____。

22. 增加药材浸出液的蒸发量，提高浓缩速度可采用_____、增加_____的温度与流速、_____等方法。

23. 在干燥设备方法中，利用热气流达到干燥目的的是_____、_____、_____。

24. 蒸发锅多用铜、不锈钢、搪瓷和搪玻璃制成。铜质镀锡的蒸发锅可用于蒸发浸提液，但不适用于_____较强的药液。

25. 多数含生物碱、苷类及维生素等有效成分的浸提液浓缩均应以_____为宜。

26. 一般减压蒸发温度要求在_____。

27. 为了维持一定的_____，多效蒸发一般在真空下操作，尤其适用于水浸液的浓缩，浓缩液的相对密度可达 1.2～1.3。

28. 干燥时，若用静态干燥法则温度宜_____，而流化操作则需较_____温度方可达到干燥目的。

29. 红外线干燥是利用红外线照射物料，由于_____的能量较小，被物料吸收后不能引起分子与原子的电离，只能增加分子热运动的动能，使物料中的分子_____，温度_____，将水等液体分子从物料中驱出而达到干燥的目的。

30. _____主要用于湿颗粒干燥和水丸的干燥。

31. 水分在物料中的存在状态有三种，即_____、_____和_____。

32. 三种薄膜蒸发器中，_____薄膜蒸发器目前应用范围较广。

33. 蒸馏回收的溶剂一般只用于制备同一品种制剂的溶剂，主要因为其_____。

34. 多效蒸发一般需要抽真空，真空度逐级_____，蒸发温度逐级_____。

四、是非题

1. 蒸馏法与超临界流体萃取法均可用于中药挥发油的提取。（　　）
2. 对于新鲜药材、无组织结构的药材，常选用渗漉法提取。（　　）
3. 浸提时，药材成分的浸出速度与其分子大小有关，而与其溶解性无关。（　　）
4. 气体溶剂在超临界状态下具有低密度、高黏度的性质。（　　）
5. 为减少乙醇用量，水提液在醇沉前应尽可能地浓缩。（　　）
6. 渗漉操作中，于药材中加入溶剂时应先将下端药液出口打开。（　　）
7. 离心分离法只适用于药液中固体与液体的分离，不适用于两种不相混溶液体的分离。（　　）
8. 为了使中药浸提液的固体与液体更好地分离，可直接选用微孔滤膜进行滤过。（　　）
9. 为了提高药液的滤过速度，可以增大滤过面积，也可以降低滤液的温度。（　　）
10. 超滤法是唯一能用于分子分离的滤过方法。（　　）
11. 浸提的基本原理是溶剂的浸润与渗透，成分的解吸与溶解，溶质的扩散与置换。（　　）
12. 药材浸提过程是靠浸提压力颠倒来推动渗透与扩散的。（　　）
13. 浸提过程中，溶剂通过与蛋白质结合进入药材组织中。（　　）
14. 连续逆流提取能增加浸提浓度梯度。（　　）
15. 渗漉法提取时，渗漉效果与渗漉柱高度成正比，与柱直径成反比。（　　）
16. 醋酸乙酯既可以作为脱脂剂，又可以作为脱水剂。（　　）
17. 滤过时，滤渣层两侧的压力差越大，滤速越快。（　　）
18. 以相对分子质量截留值为孔径规格指标的滤过方法是微孔滤膜滤过。（　　）
19. 活性炭不能作为助滤剂。（　　）

20. 中药注射剂不宜采用超滤膜滤过。（　　）

21. 一般来说，液体表面压力越大，蒸发速度越快。（　　）

22. 喷雾干燥是流化技术用于湿颗粒性物料干燥的良好方法。（　　）

23. 在蒸发浓缩操作中，加强搅拌、定期除垢可提高蒸发浓缩效率。（　　）

24. 沸腾干燥可以干燥湿颗粒。（　　）

25. 薄膜蒸发可连续进行。（　　）

26. 多效蒸发热效率和冷凝水消耗量都很高。（　　）

27. 过度除去水分可能导致物料吸湿性能的不利改变。（　　）

28. 喷雾干燥可以通过调节气体的流速来控制干燥后颗粒的粒度。（　　）

29. 过浓和过稀的溶液都不适合喷雾干燥。（　　）

30. 冷冻干燥技术常用于生物活性物质制剂的制备。（　　）

31. 蒸馏和蒸发的差别首先在于对溶剂的回收处理不同。（　　）

32. 冷冻干燥是指先将被干燥液态物料冷冻成固体，再在低温减压条件下使固态的冰直接升华为水蒸气排出，从而达到干燥目的的方法。（　　）

33. 高黏度的液体易于起泡，故适用于升膜式薄膜蒸发。（　　）

34. 在药剂生产中，湿度较高的物料一般比湿度较低的物料在加热干燥过程中更易熔化。（　　）

35. 吸湿干燥往往用于含少量水分样品的干燥。（　　）

36. 浓缩和干燥都是为了去除药液中的水分。（　　）

五、简答题

1. 有效成分的含义是什么？

2. 影响浸提的因素主要包括哪些？

3. 多能提取罐有哪些特点？

4. 单渗漉法的操作依次可分为哪六个步骤？

5. 什么是超临界流体？超临界流体萃取过程主要由哪几个阶段组成？

6. 什么是水提醇沉法？其主要可除去哪些杂质？

7. 简述滤过机理。

8. 常用固体与液体分离的方法有哪些？

9. 水作为溶剂在冷浸法中的应用为什么受到局限？

10. 非离子型表面活性剂在作为浸提辅助剂时有哪些特点？

11. 简述提高蒸发效率时应注意的问题。

12. 简述影响物料干燥的因素。

13. 简述冷冻干燥法的原理及特点。

14. 干燥物料的速度是否越快越好，为什么？

15. 对于含有挥发性成分的物料应如何干燥？

16. 简述适用于含热敏性成分物料的干燥方法及其各自特点。

六、论述题

1. 为什么浸提时药材不宜粉碎过细？

2. 如何提高浸提效果？

3. 浸渍法与渗漉法在应用特点方面有哪些异同点？

4. 应用水提醇沉法精制中药提取液时，应注意哪些问题？

5. 如何辩证地认识中药材中的"有效成分"与"无效成分"？

6. 水与乙醇作为浸提溶剂各有哪些优缺点？

7. 浸提时，于溶剂中加入浸提辅助剂的主要目的是什么？常用的浸提辅助剂有哪些？

8. 为什么说喷雾干燥、沸腾干燥的干燥效率高？

9. 论述升膜式薄膜蒸发器的工作原理和适用范围。

10. 论述多效蒸发器的工作原理，并说明多效蒸发器为何热效率高。

11. 论述蒸馏操作的注意事项。

参 考 答 案

一、选择题

【A 型题】

1. C 2. E 3. A 4. A 5. A 6. E 7. E 8. A 9. E 10. B 11. A 12. A 13. C 14. D 15. E 16. D 17. B 18. E 19. C 20. D 21. E 22. D 23. C 24. D 25. D 26. C 27. C 28. D 29. C 30. A 31. C 32. E 33. C 34. E 35. C 36. A 37. B 38. D 39. C 40. E 41. C 42. B 43. D 44. D 45. A 46. E 47. C 48. C 49. C 50. B

【B 型题】

51. A 52. E 53. D 54. B 55. C 56. A 57. B 58. C 59. E 60. D 61. C 62. D 63. B 64. A 65. E 66. A 67. B 68. D 69. C 70. E 71. A 72. D 73. B 74. E 75. C 76. A 77. B 78. E 79. C 80. D 81. C 82. A 83. D 84. E 85. B

【X 型题】

86. ABCDE 87. ACDE 88. ABDE 89. CE 90. ACE 91. BDE 92. ABD 93. ABCD 94. ABCDE 95. ABCDE 96. ABD 97. CD 98. ABCD 99. ABC 100. ABCD 101. ABCDE 102. ABCD 103. ABCD 104. ABCDE 105. ABCDE 106. ABCDE 107. ABCDE 108. BCD 109. ABCD 110. BDE 111. AD 112. ABCE 113. ABDE 114. ABDE 115. ABCD

二、名词解释

1. 有效成分是指中药中起主要药效的单体化合物。

2. 辅助成分是指本身没有特殊的生理活性，但能增强或缓和有效成分的作用，促进有效成分的浸出，增强制剂稳定性的物质。

3. 无效成分系指本身无生物活性，甚至会影响制剂的稳定性、外观、药效等的物质。

4. 提取系指用适宜的溶剂和方法从药材中提取有效成分的操作过程。

5. 浸润是指当药材粉粒与浸提溶剂接触时，浸提溶剂首先附着在粉粒的表面使之湿润，也就是溶剂在药材表面铺展的过程。

6. 解吸作用是指解除药材组织与成分间的亲和力，使成分转入溶媒。

7. 精制是指除去中药提取液中杂质的操作。

8. 浸提辅助剂是指为提高浸提效果、增加浸提成分的溶解度以及制品的稳定性、除去浸提液中的杂质，而在浸提溶剂中加入的一些物质。

9. 煎煮法是用水作溶剂，将药材加热煮沸一定时间，以提取其所含成分的一种常用方法。

10. 表面活性剂是指能降低两相间表面张力，增强某种物质溶解性的物质。

11. 浸渍法是指用定量的溶剂，在一定温度下，将药材浸泡一定时间，使药材有效成分浸出的一种操作方法。

12. 渗漉法是将药材粗末置于渗漉筒内，连续地从渗漉器上部添加溶剂，使渗漉液不断地从下部流出，从而浸出药材中有效成分的一种方法。

13. 深层滤过是指滤浆中小于滤器孔隙的微粒被截留在滤过介质的深层。

14. 离心分离法系指通过离心使料液中固体与液体或两种不相混溶的液体，产生大小不同的离心力而达到分离的方法。

15. 超滤是薄膜分离技术的一种，以多孔薄膜作为分离介质，依靠薄膜两侧的压力差作为推动力来分离溶液中不同分子量的物质。

16. 透析法是利用小分子物质在溶液中可通过半透膜，而大分子物质不能通过半透膜的性质，达到分离大小分子目的的方法。

17. 盐析法是在含蛋白质等高分子物质的溶液中加入大量的无机盐，使蛋白质溶解度降低沉淀析出，而与其他成分分离的一种方法。

18. 水提醇沉法是先以水为溶剂提取药材有效成分，再用不同浓度的乙醇沉淀去除提取液中杂质的方法。

19. 非离子表面活性剂是一种具有两亲结构而在水中不离解成离子状态的表面活性剂。

20. 醇提水沉法是先以适宜浓度的乙醇提取药材成分，回收乙醇后再用水除去提取液中杂质的方法。

21. 结晶水是化学结合水，一般用风化方法去除，在药剂学中丢失结晶水不视为干燥过程。

22. 结合水是指存在于细小毛细管中的水分和渗透到物料细胞中的水分。

23. 非结合水是指存在于物料表面润湿的水分、粗大毛细管中的水分和物料孔隙中的水分。

24. 平衡水分是指在一定温度、湿度情况下，物料中的水分与空气中的水分处于动态平衡时，物料中所含的水分。

25. 干燥是通过汽化而排除湿物料中的水分的过程。

26. 鼓式干燥法是将湿物料蘸取涂在光滑的金属转鼓上形成薄层，利用热传导进行干燥的方法。

27. 气流干燥是利用湿热干燥气流或单纯的干燥空气进行干燥的方法。

28. 喷雾干燥系将被干燥的液体物料浓缩至一定浓度，利用雾化器将其喷射成雾状液滴，再与干燥介质热空气接触进行干燥的方法。

29. 沸腾干燥是利用热空气流使湿颗粒悬浮呈流态化，似"沸腾状"，热空气在湿颗粒间通过，在动态下进行热交换，带走物料中水气而达到干燥目的的一种方法。

30. 冷冻干燥系先将被干燥液态物料冷冻成固体，再在低温减压条件下，使固态的冰直接升华为水蒸气排出而达到干燥目的的方法。

31. 吸湿干燥系用干燥剂吸收湿物料中的水分而进行干燥的方法。

32. 红外线干燥是利用红外线辐射器产生的电磁波被含水物料吸收后转变为热能，使物料中水分汽化而干燥的一种方法。

33. 减压干燥系指在密闭的容器中抽去空气后进行干燥的方法。

34. 干燥介质是指在干燥过程中带走汽化水分的气体。

三、填空题

1. 辅助成分

2. 解吸

3. CO_2

4. 透析膜

5. 盐析法

6. 水上蒸馏法

7. 超滤

8. 生物碱

9. 氢氧化铵

10. 渗漉

11. 淀粉

12. 滤纸浆　　硅藻土　　活性炭　　滑石粉

13. 毛细管

14. 溶解作用

15. 浓度梯度

16. 脱脂剂

17. 1～3　　3～5

18. 正比　　反比

19. 离心力

20. 渗漉法

21. 冷冻干燥法　　吸湿法　　减压干燥法　　喷雾干燥法

22. 扩大蒸发面积　　表面空气　　加强搅拌

23. 气流干燥　　喷雾干燥装置　　流化床

24. 酸性和碱性

25. 减压蒸发

26. 40℃ ~60℃

27. 温度差

28. 缓缓升高　　高

29. 红外线光子　　强烈振动　　迅速升高

30. 沸腾干燥

31. 表面的水　　毛细管中的水　　细胞内的水

32. 刮板式

33. 常含有被浸出药物的气味

34. 升高　　降低

四、是非题

1. √　2. ×　3. ×　4. ×　5. ×　6. √　7. ×　8. ×　9. ×　10. √　11. √　12. ×
13. ×　14. √　15. √　16. ×　17. √　18. ×　19. ×　20. ×　21. ×　22. ×　23. √
24. √　25. √　26. ×　27. √　28. ×　29. √　30. √　31. √　32. √　33. ×　34. √
35. √　36. ×

五、简答题

1. 有效成分从广义上来讲是指能作用于人体产生某种效应，对治疗疾病和改善人体机能有利的化学成分；从狭义上来说是指中药中起主要药效的单体化合物。

2. 影响浸提的因素主要包括药材粒度及成分、溶剂种类、温度、时间、浓度梯度、溶剂 pH 值、浸提压力及浸提方法。

3. 多能提取罐的主要特点有：①可进行常温常压、高温高压或低温低压提取；②应用范围广，水提、醇提、热回流提取、循环提取、水蒸气蒸馏提取挥发油等均适用；③提取时间短，生产效率高；④采用气压自动排渣，快速干净，操作方便，安全可靠；⑤各项操作均设有集中控制台，便于实现机械化、自动化生产。

4. 单渗漉法的操作依次可分为粉碎药材、润湿药材、药材装筒、排出气泡、浸渍药材、收集滤液。

5. （1）超临界流体是指处于临界温度和临界压力之上的一种特定的物质状态的流体，此时流体的密度和溶解度接近于液体，而黏度和扩散系数接近于气体，故溶解度大、传质快。

（2）超临界流体萃取过程主要包括装料、排杂气、注入超临界流体液、调整节流阀以使提取物在分离器中析出、收集分离器中的提取物。

6. 水提醇沉法是指用水煎煮物料，并加醇液至一定浓度，使药液中所含部分成分析出的方法。本法可以用于分离多糖和糖蛋白（沉淀中），也可以用于除去药液中的多糖类、胶质、黏液质、蛋白质类等杂质。

7. 滤过机理一般认为有筛滤过和深层滤过两种。

（1）筛滤过是指滤浆中大于滤器孔隙的微粒全部被截留在滤过介质的表面。

（2）深层滤过是指滤浆中小于滤器孔隙的微粒被截留在滤过介质的深层。截留的原因为：①滤过介质固体表面存在范德华力和静电等吸附作用而使微粒被截留；②滤过介质的孔隙通道错综迂回而使微粒被截留其间；③滤渣在滤过介质的孔隙上聚集成具有间隙的致密滤层，即形成"架桥现象"，滤液可以通过，小于滤过介质孔隙而大于致密滤层间隙的微粒被截留。

8. 常用于固体与液体分离的方法有沉降分离法、滤过分离法、离心分离法等。

9. 水作为溶剂在冷浸法中的应用受到局限，其原因一是水易于滋生微生物，二是水易引起一些有效成分（如某些苷类）的水解或其他化学变化。冷浸的时间比较长，其缺点特别是易致水解和致霉变就格外明显。

10. 非离子型表面活性剂具有较高的表面活性，其水溶液的表面张力低、临界胶束浓度低、胶束聚集数大、增溶作用强，具有良好的乳化力和去污力，一般与药材的有效成分不起化学作用，且毒性较小或无毒。但浸提的杂质亦较多。

11. 为了提高蒸发的效率应注意以下问题：①足够的加热温度；②药液蒸发面的面积；③搅拌；④蒸汽浓度；⑤液面外蒸汽的温度；⑥液体表面的压力。

12. 影响物料干燥的因素有：①水分的存在方式；②物料的性质；③干燥介质的温度、湿度与流速；④干燥的速度及干燥方法；⑤干燥的压力。

13. 冷冻干燥法系先将被干燥液态物料冷冻成固体，再在低温减压条件下使固态的冰直接升华为水蒸气排出而达到干燥目的的方法。其特点是物料在高真空和低温条件下干燥，尤适用于热敏性物料的干燥。干品多孔疏松，易于溶解，且含水量低，有利于药品的长期贮存。

14. 干燥物料的速度不是越快越好，因为在干燥的过程中，首先是物料表面的水分蒸发，然后内部水分扩散至表面继续蒸发。若干燥速度过快、温度过高，则物料表面水分蒸发过快，内部的水分来不及扩散到物料表面，致使粉粒黏结，甚至熔化结壳，阻碍内部水分的扩散和蒸发，使干燥不完全，形成外干内湿的假干燥现象。

15. 含有挥发性成分的物料应采用吸湿干燥法，即将干燥剂置于干燥柜或干燥室的架盘下层，将湿物料置于架盘上层进行干燥。

16. 含热敏性成分的物料干燥时多采用冷冻干燥法，可以大量生产，但功耗较高。其特点是物料在高真空和低温条件下干燥成分不被破坏；干品多孔疏松，易于溶解，且含水量低，有利于药品长期贮存。

物料较少时也可采用吸湿法、减压干燥法等方法干燥。还可以采取喷雾干燥的方法干燥，其优点是瞬间干燥、产品质量好、可保持物料原来的色香味、成品溶解性能好，因成品干燥后粉末极细，无须再进行粉碎加工，从而缩短了生产周期。

六、论述题

1. 浸提过程是指溶剂进入细胞组织溶解其有效成分后变成浸提液的全部过程。药材粉碎过细，会大量破坏细胞组织而使其内部的成分释放出来，有利于有效成分被浸提溶剂溶解，但浸提液中杂质较多，尤其是有些黏性强的杂质会严重影响滤过操作。过细的粉碎会使药粉的总表面积增大，吸附作用增加，扩散速度减慢，造成有效成分的损失。过细的粉碎会使提取液与药材渣分离困难，由于药材粉粒之间的空隙太小，使溶液流动阻力增大，可造成堵塞。

2. 从扩散公式可知，浸提的关键在于保持最大的浓度差。因此，浸提方法的选择和浸提设备的设计都应以创造最大的浓度差为基础。如用浸渍法浸提时，应时常搅拌或将药材悬浸于溶剂中；使用渗漉法时，应将浸提溶剂从药材上面加入，使缓缓向下流动，自底部流出浸液；使用煎煮法浸提时，应加强搅拌，及时滤出浓煎液，加入新鲜溶剂。以上做法都是为了创造最大的浓度差，用浸提溶剂或稀浸提液随时置换药材粉粒周围的浓浸出液，从而提供最佳条件，以获得最佳的浸提效果。

3. 渗漉法与浸渍法相比，两者共同的特点是：①简单易行，浸渍液的澄明度比煎煮液好；②适用于黏性药材、无组织结构的药材、新鲜药材及易膨胀的药材、价格低廉的芳香性药材。两者的不同点是：①渗漉法的时间相对于浸渍法要短；②渗漉法也适用于贵重药材、毒剧药材、有效成分含量低的药材或制备高浓度的制剂。

4. 应用水提醇沉法精制中药提取液时应注意以下问题：

（1）药液浓缩适当，过稀则需用大量乙醇，造成浪费；过浓则醇沉时会迅速出现大量沉淀，易包裹有效成分，造成损失。浓缩时最好采用低温低压，特别是经水醇反复处理后的药液，不宜用直火加热浓缩。

（2）药液冷却后加乙醇，否则乙醇会受热挥散损失。

（3）随着乙醇液浓度的升高，在去除更多杂质的同时，有效成分也更易被沉淀包裹而损失。

（4）加乙醇时应慢加快搅，以避免局部乙醇浓度过大而造成有效成分被包裹损失。

（5）低温放置（5℃~10℃下静置12~24h）能促进沉淀析出，并可防止乙醇挥散。加乙醇时药液的温度不能太高，加至所需含醇量后将容器口盖严，以防乙醇挥发。等含醇药液慢慢降至室温后，再移至冷处，若含醇药液降温太快，微粒碰撞机会减少，使沉淀颗粒较细难于滤过。待充分静置冷藏后，先虹吸上清液，再将下层稠液慢慢抽滤。

（6）采用与醇沉相同浓度的乙醇洗涤沉淀可减少有效成分的损失。

5. 从广义上来讲，有效成分是指能作用于人体产生某种效应，对治疗疾病和改善人体机能有利的化学成分；从狭义上来说，有效成分是指中药中起主要治疗作用的物质，如生物碱、苷类、挥发油、有机酸等。无效成分系指无生物活性、不起治疗作用的物质，有的甚至会影响浸出效能、制剂的稳定性、外观和药效等，例如蛋白质、鞣质、脂肪、树脂、糖类、淀粉、黏液质、果胶等。事实上，"有效成分"和"无效成分"的概念是相对的，应该根据医疗的需要和实际治疗作用酌定。例如，鞣质在收敛固涩药五倍子和没食子中被认为是有效成分，在清热泻下药大黄中被认为是辅助成分，而在多数药材中则被认为是无效成分；多糖通常为无效成分，而猪苓多糖对某些肿瘤有抑制作用，则为有效成分。

6.（1）水为常用浸提溶剂之一，其经济易得、极性大、溶解范围广、安全性强，可与乙醇、甘油及其他极性强的溶剂混合。药材中的生物碱盐类、苷类、苦味质、有机酸盐、鞣质、蛋白质、糖类、树胶、色素、多糖类（果胶、黏液质、菊糖、淀粉等），以及酶和少量的挥发油都能被水浸出。其缺点是浸出范围广，选择性差，容易浸出大量无效成分，给制剂带来困难，如难于滤过、制剂色泽不佳、易于霉变、不易储存等；而且也能引起一些有效成分（如某些苷类）的水解或促进某些化学变化。

（2）乙醇为半极性溶剂，其溶解性能介于极性与非极性溶剂之间。它可溶解水溶性的某些成分，如生物碱及其盐类、苷类、糖等；也能溶解树脂、挥发油、内酯、芳烃类化合物等成分。乙醇能与水以任意比例混溶，不同浓度的乙醇溶解性不同。与水相比较，乙醇的比热小、沸点低、汽化潜热小，故在浸提液的蒸发浓缩等工艺过程中耗用的热量较水少；乙醇具挥发性、易燃烧，在生产中应注意安全防护；乙醇还具有一定的药理作用，价格较贵。

7.（1）浸提时于溶剂中加入浸提辅助剂的主要目的是为了提高浸提效果、增加浸提成分的溶解度和制品的稳定性、除去浸提液中的杂质。

（2）常用的浸提辅助剂有酸（常用的酸有盐酸、硫酸、醋酸、酒石酸及枸橼酸等）、碱（常用的碱为氨水、碳酸钙、氢氧化钙、碳酸钠、碳酸氢钠、氢氧化钠等）、表面活性剂（阳离子型表面活性剂、阴离子型表面活性剂、非离子型表面活性剂等）、甘油、酶制剂等。

8.（1）喷雾干燥是利用雾化器将一定浓度的液态物料喷射成雾状液滴，使总表面积极大地增加（当雾滴直径为 $10\mu m$ 时，每升液体所形成的雾滴总表面积可达 $400 \sim 600m^2$），当与干燥介质热空气相遇时，能够充分接触，在数秒钟内即可完成水分蒸发，被干燥成细粉末或颗粒。

（2）沸腾干燥是物料以颗粒形式在流化状态下干燥，颗粒与热空气充分接触，高速交流，热交换和水汽传递迅速且充分，故干燥效率也很高。

9.（1）升膜式薄膜蒸发器的工作原理是药液从列管蒸发器底部进入蒸发管内后，被蒸汽加热，立即剧烈沸腾汽化形成大量泡沫；泡沫的内外表面为进行蒸发的蒸发面，此时泡沫与蒸汽的混合物以极高的速度进入气液分离器中，并分离为蒸汽与浓缩液；浓缩液经导管流入接收器内，蒸汽自二次蒸汽导管进入预热器的夹层中供预热药液之用；多余的废气则进入混合冷凝器中自冷凝水出口处排出，未冷凝的废气自冷凝器的顶端排至大气中。

（2）升膜式薄膜蒸发器适用于蒸发量较大、有热敏性、黏度不大于 $0.05Pa \cdot s$ 及易产生泡沫的药液，不适用于高黏度、有结晶析出或易结垢的药液。

10. 多效蒸发是根据能量守恒定律确认的低温低压（真空）蒸汽含有的热能与高温高压蒸汽含有的热能相差很小，而低温低压蒸汽汽化热反而高的原理设计的。将前效所产生的二次蒸汽引入后一效作为加热蒸汽组成双效蒸发器；如将二效的二次蒸汽引入三效蒸发器供加热用，组成三效蒸发器。同理，可组成多效蒸发器。最后一效引出的二次蒸汽入冷凝器。为了维持一定的温度差，多效蒸发一般在真空下操作，尤其适用于水浸液的浓缩，浓缩液的相对密度可达 1.2 ~ 1.3。多效蒸发器由于回收利用了二次蒸汽的相变热，故热能利用效率大大高于单效蒸发。

11. 蒸馏操作应注意以下几方面问题：①蒸馏前应检查装置是否合格，有无漏气现象；②蒸馏器内的液体装量最多不可超过容器容积的 2/3，否则液体沸腾时会冲进冷凝器中；③添加待蒸馏液时，应先除去热原，待稍冷后添加，切忌边加热边添加液体；④在蒸馏前加入止爆剂，以免爆沸现象发生，且每次蒸馏后应更换新的止爆剂；⑤蒸馏液为乙醇、乙醚、苯等有机溶剂时，因其极易燃烧，必须水浴加热，且冷凝一定要充分，防止溶剂蒸发逸出，造成中毒和燃烧等事故；⑥若蒸馏液为乙醇时，开始馏出部分浓度高可另器保存，以后馏出的部分浓度逐渐降低，需要重新蒸馏或精馏；⑦回收的溶剂常含有被浸出药物的气味，故一般只用于制备同一品种的制剂。

第六章 浸出制剂

习 题

一、选择题

【A 型题】

1. 下列属于含糖浸出剂型的是 （   ）

   A. 浸膏剂　　　　　B. 流浸膏剂　　　　　C. 煎膏剂　　　　　D. 合剂

   E. 酒剂

2. 下列关于糖浆剂的叙述正确的是 （   ）

   A. 单糖浆的浓度为 85% （g/g）

   B. 热溶法配制糖浆时，加热时间一般应在 30min 以上，以杀灭微生物

   C. 糖浆剂的制法有热溶法、冷溶法、混合法等

   D. 糖浆剂中含较多的糖，易染菌长霉发酵，故多采用热压灭菌法

   E. 较高浓度的转化糖在糖浆中易让蔗糖结晶析出

3. 下列关于煎膏剂的叙述正确的是 （   ）

   A. 煎膏剂适用于热敏性药物

   B. 煎膏剂中总糖量过高会导致返砂

   C. 除另有规定外，加炼蜜或炼糖的量一般不超过清膏量的 5 倍

   D. 煎膏剂制备时，炼糖的转化率越高越好

   E. 每 1g 或每 1mL 制剂中细菌数与霉菌、酵母菌、大肠杆菌数均不得超过 100 个

4. 除另有规定外，流浸膏剂每 1mL 相当于原药材 （   ）

   A. 0.5～1g　　　　　B. 1g　　　　　C. 1～1.5g　　　　　D. 2～5g

   E. 1～2g

5. 流浸膏剂与浸膏剂的制备多用 （   ）

   A. 煎煮法　　　　　B. 渗漉法　　　　　C. 回流法　　　　　D. 水蒸气蒸馏法

   E. 浸渍法

6. 干浸膏的含水量为 （   ）

   A. 5%　　　　　B. 5%～10%　　　　　C. 10%　　　　　D. 15%～25%

E. 15% ~20%

7. 玉屏风口服液中黄芪和白术的提取采用（　　　）

 A. 水提醇沉法 B. 醇提水沉法 C. 水蒸气蒸馏法 D. 乙醇回流法

 E. 煎煮法

8. 益母草膏属于（　　　）

 A. 混悬剂   B. 煎膏剂   C. 流浸膏剂   D. 浸膏剂

 E. 糖浆剂

9. 中药糖浆剂含蔗糖量应不低于（　　　）

 A. 64.72%（g/g） B. 64.07%（g/g） C. 60%（g/mL） D. 85%（g/mL）

 E. 45%（g/mL）

10. 夜宁糖浆的制法为（　　　）

 A. 乙醇渗漉法 B. 乙醇浸渍法 C. 煎煮法   D. 水蒸气蒸馏法

 E. 有机溶媒回流法

11. 用适宜的溶剂和方法提取药材中的药效物质而制成的制剂称为（　　　）

 A. 酒剂   B. 酊剂   C. 汤剂   D. 合剂

 E. 浸出制剂

12. 一般中药浸膏剂每1g相当于原药材（　　　）

 A. 0.5 ~1g B. 1g   C. 1 ~1.5g D. 2 ~5g

 E. 1 ~2g

13. 下列可用热溶法制备的制剂是（　　　）

 A. 酒剂   B. 酊剂   C. 汤剂   D. 合剂

 E. 糖浆剂

14. 制备汤剂时，质地坚实的矿物、贝壳类饮片应当（　　　）

 A. 后下   B. 先煎   C. 包煎   D. 另煎

 E. 单煎

15. 下列属于浸出制剂作用特点的是（　　　）

 A. 毒副作用大 B. 药效迅速 C. 药效单一 D. 具有综合疗效

 E. 作用剧烈

16. 中药糖浆剂的制备工艺流程为（　　　）

 A. 物料准备→浸提→浓缩→净化→配制→滤过→灌装→质检→包装

 B. 物料准备→浸提→净化→滤过→浓缩→配制→灌装→质检→包装

 C. 物料准备→浸提→配制→净化→浓缩→滤过→灌装→质检→包装

 D. 物料准备→浸提→净化→浓缩→配制→滤过→灌装→质检→包装

 E. 物料准备→净化→浸提→浓缩→配制→滤过→灌装→质检→包装

17. 中药合剂的制备工艺流程为（　　　）

 A. 药材准备→浸提→浓缩→净化→分装→灭菌

 B. 药材准备→浸提→净化→浓缩→分装→灭菌

    C. 药材准备→净化→浸提→浓缩→分装→灭菌

    D. 药材准备→浸提→浓缩→分装→净化→灭菌

    E. 药材准备→浸提→净化→分装→浓缩→灭菌

18. 下列药物在制备汤剂时，需要烊化的是（　　）

    A. 矿物类　　　　　B. 花粉类　　　　　C. 胶类　　　　　D. 挥发油类

    E. 鲜药汁液

19. 煎膏剂炼糖时加入少量的枸橼酸或酒石酸的主要目的是（　　）

    A. 促进蔗糖转化　　B. 控制糖的转化率　C. 抑制酶的活性　　D. 调整 pH 值

    E. 增加糖的溶解度

20. 用中药流浸膏剂作原料制备酊剂应采用（　　）

    A. 溶解法　　　　　B. 回流法　　　　　C. 稀释法　　　　　D. 浸渍法

    E. 渗漉法

【B 型题】

[21 ~ 24]

    A. 流浸膏剂　　　　B. 酊剂　　　　　　C. 糖浆剂　　　　　D. 酒剂

    E. 口服液

21. 药材用蒸馏酒浸提制成的澄明液体制剂是（　　）

22. 既可用热溶法，也可用冷溶法配制的制剂是（　　）

23. 单剂量包装的合剂是（　　）

24. 药物用规定浓度乙醇浸出或溶解而成的澄明液体制剂是（　　）

[25 ~ 28]

    A. 流浸膏剂　　　　B. 煎膏剂　　　　　C. 浸膏剂　　　　　D. 口服液

    E. 汤剂

25. 每 1g 相当于原药材 2 ~ 5g 的是（　　）

26. 我国应用最早的剂型是（　　）

27. 需做不溶物检查的制剂是（　　）

28. 每 1mL 相当于原药材 1g 的是（　　）

[29 ~ 32]

    A. 口服液剂　　　　B. 糖浆剂　　　　　C. 流浸膏剂　　　　D. 酒剂

    E. 丹剂

29. 混合法常用来制备（　　）

30. 浸渍法常用来制备（　　）

31. 渗漉法常用来制备（　　）

32. 煎煮法常用来制备（　　）

【X 型题】

33. 下列关于煎膏剂的叙述正确的有（　　）

    A. 煎膏剂含较多的糖或蜜，药物浓度高，稳定性较差

B. 煎膏剂的效用以滋补为主，多用于慢性疾病

C. 煎膏剂一般多采用煎煮法

D. 煎膏剂中加入糖或蜜的量一般不超过清膏量的 3 倍

E. 煎膏剂返砂的原因与煎膏剂中总糖量和转化糖量的比例有关

34. 用浸出技术提取药材并制成制剂，易出现的质量问题有（　　）

    A. 酒剂沉淀或浑浊　　　　　　　　B. 片剂崩解时限长

    C. 糖浆剂生霉发酵　　　　　　　　D. 胶囊剂囊壳失水变脆

    E. 颗粒剂吸湿结块

35. 炼糖的目的是（　　）

    A. 杀灭微生物　　　　　　　　　　B. 防止返砂

    C. 除去杂质　　　　　　　　　　　D. 改变药性

    E. 使蔗糖全部水解产生转化糖

36. 下列需测定含醇量的剂型是（　　）

    A. 酒剂　　　　B. 酊剂　　　　C. 合剂　　　　D. 浸膏剂

    E. 流浸膏剂

37. 下列关于流浸膏剂的叙述正确的是（　　）

    A. 除另有规定外，流浸膏剂多用渗漉法制备

    B. 渗漉法制备流浸膏的工艺为渗漉、浓缩、调整含量

    C. 渗漉时应先收集药材量85%的初漉液，另器保存

    D. 流浸膏剂制备时，若渗漉溶剂为水且有效成分又耐热，可不必收集初漉液

    E. 流浸膏剂成品应测定含醇量

38. 下列以水作溶剂的浸出制剂是（　　）

    A. 糖浆剂　　　　B. 酒剂　　　　C. 合剂　　　　D. 煎膏剂

    E. 汤剂

39. 下列属于糖浆剂质量检查项目的是（　　）

    A. 装量差异　　　B. pH 值　　　C. 相对密度　　　D. 总固体量

    E. 外观

40. 下列含有乙醇的制剂有（　　）

    A. 糖浆剂　　　　B. 酊剂　　　　C. 合剂　　　　D. 煎膏剂

    E. 酒剂

41. 下列可用渗漉法制备的剂型有（　　）

    A. 糖浆剂　　　　B. 酊剂　　　　C. 合剂　　　　D. 浸膏剂

    E. 酒剂

42. 蔗糖的饱和水溶液称为单糖浆，在制剂中常用作（　　）

    A. 填充剂　　　　B. 增溶剂　　　　C. 黏合剂　　　　D. 助悬剂

    E. 矫味剂

43. 在制备汤剂时，需要采用后下处理的有（　　）

A. 质地重实的药材   B. 细小的种子类药材
C. 含热敏性成分的药材   D. 久煎疗效下降的药材
E. 含挥发性成分的药材

44. 下列属于酒剂质量检查项目的是（　　　）
A. 总固体量　　B. 含醇量　　　C. 不溶物　　　D. pH 值
E. 含水量

45. 中药合剂与口服液可根据需要合理添加矫味剂，常用的矫味剂有（　　　）
A. 天然香料　　B. 蜂蜜　　　C. 单糖浆　　　D. 甘草甜素
E. 甜菊苷

46. 制备单糖浆可采用（　　　）
A. 冷溶法　　　B. 热溶法　　C. 混合法　　　D. 浸渍法
E. 稀释法

47. 为了避免酒剂和酊剂在贮藏过程中出现沉淀，可采取的措施有（　　　）
A. 添加适宜的稳定剂　　　　　　B. 严格选用辅料
C. 选择优质包装材料　　　　　　D. 冷置后滤过
E. 选择适宜的提取方法

48. 下列常用作糖浆剂防腐剂的有（　　　）
A. 山梨酸　　　B. 枸橼酸　　C. 苯甲酸　　　D. 羟苯甲酯类
E. 醋酸

49. 制备酊剂可采用的方法有（　　　）
A. 回流法　　　B. 溶解法　　C. 渗漉法　　　D. 浸渍法
E. 稀释法

50. 糖浆剂出现发霉的原因有（　　　）
A. 未严格执行操作规程　　　　　B. 原辅料不合格
C. 使用的器具灭菌不彻底　　　　D. 车间内未达到卫生要求
E. 操作人员携带微生物

51. 避免糖浆剂出现沉淀的措施有（　　　）
A. 加澄清剂后滤过　　　　　　　B. 精滤
C. 热处理冷藏　　　　　　　　　D. 用合格的原辅料
E. 用水醇法提取精制

52. 下列常用作中药合剂与口服液防腐剂的有（　　　）
A. 山梨酸　　　B. 枸橼酸　　C. 苯甲酸　　　D. 丙酸
E. 醋酸

二、名词解释

1. 浸出制剂

2. 中药合剂

3. 糖浆剂

4. 煎膏剂

5. 酊剂

6. 流浸膏剂

7. 浸膏剂

8. 中药口服液

三、填空题

1. 口服液系指_____包装的合剂。

2. 制备煎膏剂收膏时，其相对密度一般为_____左右。

3. 除另有规定外，浸膏剂制备多采用_____、_____，也有的采用_____和_____。

4. 合剂中若加入蔗糖作为附加剂，除另有规定外，其含量不得高于_____。

5. 糖浆剂的配制方法有_____、_____、_____。

6. 糖浆剂加入山梨酸和苯甲酸的用量不得超过_____，羟苯甲酯类的用量不得超过_____。

7. 炼糖的目的是使糖的_____，_____，_____，_____，使糖部分转化，防止煎膏剂发生_____。

8. 制备煎膏剂收膏时，加入炼蜜或炼糖的量一般不超过清膏量的_____倍。

9. 酒剂与酊剂可用_____、_____、_____等方法制备。

10. 除另有规定外，含毒性药的酊剂每100mL应相当于原药物的_____，其他酊剂每100mL相当于原药物的_____。

11. 流浸膏剂除另有规定外，每毫升流浸膏剂与原药材_____相当；浸膏剂除另有规定外，每克浸膏剂与原药材_____相当。

12. 一般流浸膏剂成品中至少含_____以上的乙醇。

四、是非题

1. 以水为溶剂的流浸膏需要加20%～25%的乙醇，以利储存。（   ）

2. 煎膏剂发生"返砂"主要是由于储藏温度变化造成的。（   ）

3. 浸出制剂尤其适用于有效成分不清楚或不易分离提纯的中药。（   ）

4. 炼糖就是将蔗糖加适量的水后加热溶解，保持微沸（110℃～115℃）2小时，并不断搅拌，使糖液金黄发亮，至微有青烟产生即可。（   ）

5. 酒剂为含醇制剂，其生产原料可以用乙醇。（   ）

6. 口服液装量差异检查时，每支装量与标示量相比较，少于标示装量的不得多于1支，并不得少于标示量的90%。（   ）

7. 合剂与口服液添加山梨酸的常用量为0.1%～0.2%、苯甲酸的常用量为0.05%～0.15%、丙酸常用量为0.1%。（   ）

8. 热溶法不适用于含挥发油或挥发性药物的糖浆、受热不稳定的糖浆的配制，但可用于单糖浆及有色糖浆的制备。（　　）

9. 煎膏剂收膏的稠度与气候有关，夏季稍稀，冬季宜稠，其相对密度一般在 1.4 左右。（　　）

10. 制备流浸膏时所用溶剂的数量一般为药材量的 2～4 倍。若原料中含有油脂应先浸提，再进行脱脂。（　　）

五、简答题

1. 浸出制剂的特点有哪些？
2. 简述合剂的制备工艺流程。
3. 简述糖浆剂的制备工艺流程。
4. 简述煎膏剂的制备工艺流程。
5. 简述煎膏剂炼糖的目的与方法。
6. 简述煎膏剂收膏的方法。
7. 比较流浸膏剂与浸膏剂的异同。
8. 简述糖浆产生沉淀的原因及解决方法。

六、论述题

试述液体类浸出制剂产生沉淀的原因及解决方法。

参 考 答 案

一、选择题

【A 型题】

1. C　2. C　3. B　4. B　5. B　6. A　7. A　8. B　9. E　10. C　11. E　12. D　13. E　14. B　15. D　16. D　17. B　18. C　19. A　20. C

【B 型题】

21. D　22. C　23. E　24. B　25. C　26. E　27. B　28. A　29. B　30. D　31. C　32. A

【X 型题】

33. BCDE　34. ABCDE　35. ABC　36. ABE　37. ACDE　38. ACDE　39. ABCE　40. BE　41. BDE　42. CDE　43. CDE　44. AB　45. ABCDE　46. AB　47. ABCDE　48. ACD　49. BCDE　50. ABCDE　51. ABCDE　52. ACD

二、名词解释

1. 浸出制剂系指用适宜的提取溶媒和方法将药材中的药用成分提出，直接制得或再经一定的加工处理制成的供内服或外用的一类中药制剂。

2. 中药合剂是指饮片用水或其他溶剂，采用适宜方法提取制成的口服液体制剂。

3. 糖浆剂系指含有原料药物的浓蔗糖水溶液。糖浆剂中含糖量不能低于 45%（g/mL）。

4. 煎膏剂系指饮片用水煎煮，取煎煮液浓缩后加炼蜜或糖（或转化糖）制成的半流体制剂。

5. 酊剂系指将原料药物用规定浓度的乙醇提取或溶解而制成的澄清液体制剂，也可用流浸膏稀释制成。

6. 流浸膏剂系指饮片用适宜的溶剂提取，蒸去部分溶剂，调整至规定浓度而制成的制剂。流浸膏剂除另有规定外，每毫升流浸膏剂与原药材 1g 相当。

7. 浸膏剂系指饮片用适宜的溶剂提取，蒸去部分或全部溶剂，调整至规定浓度而制成的制剂。浸膏剂除另有规定外，每克浸膏剂与原药材 2~5g 相当。

8. 中药口服液是指单剂量包装的中药合剂。

三、填空题

1. 单剂量

2. 1.4

3. 渗漉法　　煎煮法　　浸渍法　　回流法

4. 20%（g/mL）

5. 热溶法　　冷溶法　　混合法

6. 0.3%　　0.05%

7. 晶体熔化　　去除水分　　净化杂质　　杀死微生物　　"返砂"

8. 3

9. 浸渍法　　渗漉法　　回流法

10. 10g　　20g

11. 1g　　2~5g

12. 20%

四、是非题

1. √　2. ×　3. √　4. √　5. ×　6. ×　7. ×　8. √　9. ×　10. ×

五、简答题

1. 浸出制剂的特点有：①利用药材中浸出的各种成分，发挥某些药材成分的多效性；②保留了处方中各种药材成分的综合疗效；③除去无效成分，可增加某些有效成分的稳定性；④易产生沉淀，易变质，易水解。

2. 合剂的制备工艺流程为：药材准备→浸提→净化→浓缩→分装→灭菌→成品。

3. 中药糖浆剂的制备工艺流程为：物料准备→浸提→净化→浓缩→配制→滤过→

分装→包装。

4. 煎膏剂的制备，除炼蜜与炼糖外，工艺流程为：原辅料准备→煎煮→浓缩→收膏→包装→成品。

5. （1）炼糖的目的是使糖的晶体熔化，去除水分，净化杂质，杀死微生物，使糖部分转化，防止煎膏剂发生"返砂"。

（2）炼糖就是将蔗糖加适量的水后加热溶解，保持微沸（110℃～115℃）2h，不断搅拌，使糖液金黄发亮，至微有青烟产生即可。经验判断指标为"滴水成珠，脆不黏牙，色泽金黄"，此时糖的转化率约为60%。

6. 煎膏剂收膏时随着炼糖或炼蜜的加入，膏剂稠密度增加，加热温度可相应降低，并需不断搅拌和除去液面上的泡沫。收膏的稠度视品种而定，相对密度一般应为1.4左右。经验判断指标是用搅拌棒趁热挑起，"夏天挂旗，冬天挂丝"。

7. 流浸膏剂与浸膏剂的异同点如下：

（1）提取方法相同。两者均是指药材用适宜的溶剂浸出有效成分，通过蒸去溶剂调整浓度至规定标准而制成的制剂。

（2）含药量不同。流浸膏剂除另有规定外，每毫升流浸膏剂与原药材1g相当；而浸膏剂除另有规定外，每克浸膏剂与原药材2～5g相当。

（3）含乙醇量不同。流浸膏剂至少含20%以上的乙醇，而浸膏剂不含乙醇。

（4）用途不同。流浸膏剂一般多用于配制酊剂、合剂、糖浆剂等；浸膏剂一般多用于配制片剂、散剂、胶囊剂、颗粒剂、丸剂等。

8. （1）糖浆剂产生沉淀的原因主要有：药材中的细小微粒或杂质精制处理不当；储存中药液所含高分子胶态粒子"陈化"，聚集沉淀；提取液中某些成分加热时溶解而冷却后逐渐析出沉淀；药液 pH 值变化，某些成分析出沉淀。

（2）解决方法有：强化精制措施、加入乙醇沉淀、热处理冷藏滤过、加表面活性剂增溶或高速离心等。

六、论述题

液体类浸出制剂成分复杂，往往含有具有胶体溶液性质的高分子杂质，储存日久或受外界温度、光线、pH 值等因素影响时，胶粒可逐渐"陈化"，凝聚成大颗粒沉淀析出。防止药液沉淀产生的措施主要有：

（1）尽可能地除去提取液中的杂质。

（2）采用热处理、冷藏法除去沉淀。

（3）含醇浸出制剂在储存过程中，应注意封口严密，防止乙醇浓度的改变而产生沉淀。

（4）浑浊沉淀物若为有效成分，可通过调整 pH 值、制成包合物或增加溶解度的方法等促使其溶解。

（5）选用中性的包装容器灌装制剂，防止容器中杂质溶出而改变药液 pH 值产生沉淀。

第七章　液体药剂

习　题

一、选择题

【A 型题】

1. 关于聚乙二醇性质与应用表述错误的为（　　）
   A. 作溶剂用的聚乙二醇相对分子质量应在 400 以上
   B. 聚乙二醇具有极易吸水潮解的性质
   C. 聚乙二醇可用作软膏基质
   D. 聚乙二醇可用作混悬剂的助悬剂
   E. 聚乙二醇可用作片剂包衣增塑剂、致孔剂

2. 下列与药物溶解度无关的因素是（　　）
   A. 药物的极性　　　B. 溶剂的极性　　　C. 溶剂的量　　　D. 温度
   E. 药物的晶型

3. 下列属于阴离子型表面活性剂的是（　　）
   A. 十六烷基硫酸钠　　　　　　　B. 司盘 – 65
   C. 泊洛沙姆　　　　　　　　　　D. 苯扎氯铵
   E. 蔗糖脂肪酸酯

4. 下列属于非极性溶剂的是（　　）
   A. 水　　　　　　B. 二甲基亚砜　　　C. 液状石蜡　　　D. 丙二醇
   E. 甘油

5. 混悬剂的制备包括（　　）
   A. 分散法　　　　　　　　　　　B. 凝聚法
   C. 分散法和凝聚法　　　　　　　D. 新生皂法
   E. 机械法

6. 药品卫生标准中规定，口服液体制剂每毫升染菌限量为（　　）
   A. 10 个　　　　　B. 100 个　　　　　C. 1000 个　　　　D. 200 个
   E. 300 个

7. 可以作消毒剂表面活性剂的是 (　　)

    A. 苄泽　　　　　　　B. 卖泽　　　　　　　C. 普朗尼克　　　　　D. *SDS*

    E. 苯扎氯铵

8. 与表面活性剂增溶作用相关的性质为 (　　)

    A. 具有昙点　　　　　　　　　　　　B. 在溶液中形成胶团

    C. *HLB* 值　　　　　　　　　　　　D. 表面活性

    E. 在溶液表面定向排列

9. 制备混悬剂时加入适量电解质的目的是 (　　)

    A. 增加混悬剂的离子强度　　　　　　B. 调节制剂的渗透压

    C. 使微粒的 ξ 电位升高，有利于稳定　　D. 使微粒的 ξ 电位降低，有利于稳定

    E. 增加介质的极性，降低药物的溶解度

10. 60% 的吐温 – 80 (*HLB* 值为 15.0) 与 40% 的司盘 – 80 (*HLB* 值为 4.3) 混合，混合物的 *HLB* 值为 (　　)

    A. 6.50　　　　　B. 15.64　　　　　C. 10.72　　　　　D. 11.53

    E. 8.58

11. 下列关于药物溶解度表述正确的为 (　　)

    A. 药物在一定量的溶剂中溶解的最大量

    B. 在一定的温度下，一定量的溶剂中所溶解药物的最大量

    C. 在一定的压力下，一定量的溶剂中所溶解药物的最大量

    D. 在一定的温度下，一定量的溶剂中所溶解药物的一定量

    E. 药物在生理盐水中所溶解的最大量

12. 下列属于非极性溶剂的是 (　　)

    A. 乙醇　　　　　B. 丙酮　　　　　C. 水　　　　　D. 甲醇

    E. 液状石蜡

13. 制备液体药剂首选的溶剂是 (　　)

    A. PEG　　　　　B. 丙二醇　　　　　C. 乙醇　　　　　D. 植物油

    E. 蒸馏水

14. 乳浊液形成的条件包括 (　　)

    A. 降低表面张力，加入适宜的乳化剂

    B. 加入适宜的乳化剂，有适当相体积比

    C. 形成牢固的乳化膜，有适当相体积比和降低表面张力

    D. 降低表面张力，加入适宜的乳化剂，形成牢固的乳化膜和有适当相体积比

    E. 降低表面张力，形成牢固的乳化膜

15. 下列不属于表面活性剂类别的是 (　　)

    A. 脱水山梨脂肪酸酯类　　　　　　　B. 聚氧乙烯去水山梨醇脂肪酸酯类

    C. 聚氧乙烯脂肪酸酯类　　　　　　　D. 聚氧乙烯脂肪醇醚类

    E. 聚氧乙烯脂肪酸醇类

16. 不属于增加药物溶解度常用方法的是（　　　）
    A. 增溶　　　　　B. 助溶　　　　　C. 制成盐类　　　　D. 加热
    E. 使用潜溶剂

17. 以下关于液体药剂叙述错误的是（　　　）
    A. 溶液分散相粒径一般小于1nm
    B. 胶体溶液型药剂分散相粒径一般在1~100nm
    C. 混悬型药剂分散相微粒的粒径一般在100μm以上
    D. 乳浊液分散相液滴直径在1nm~25μm
    E. 混悬型药剂属粗分散系

18. 能使难溶性药物的溶解度增加的吐温-80的作用是（　　　）
    A. 乳化　　　　　B. 润湿　　　　　C. 增溶　　　　　D. 分散
    E. 助溶

19. 下列不能作润湿剂的是（　　　）
    A. 枸橼酸钠　　　B. 吐温-80　　　C. 磷脂　　　　　D. 泊洛沙姆
    E. 卖泽

20. 下列属于非离子型表面活性剂的是（　　　）
    A. 胆酸钠　　　　　　　　　　　B. 吐温-80
    C. 十二烷基硫酸钠　　　　　　　D. 油酸三乙醇胺
    E. 卵磷脂

21. 苯巴比妥在90%的乙醇溶液中溶解度最大，90%的乙醇溶液是作为（　　　）
    A. 助溶剂　　　　B. 潜溶剂　　　　C. 增溶剂　　　　D. 消毒剂
    E. 极性溶剂

22. 适宜作润湿剂的表面活性剂的 HLB 值范围的是（　　　）
    A. HLB 值为 15~18　　　　　　　B. HLB 值为 7~11
    C. HLB 值为 3~8　　　　　　　　D. HLB 值为 8~16
    E. HLB 值为 13~15

23. 液体药剂规定染菌数限量叙述错误的为每克或每毫升内（　　　）
    A. 细菌不得超过300个
    B. 真菌数和酵母菌数不得超过100个
    C. 外用药品不得检出绿脓杆菌和金黄色葡萄球菌
    D. 细菌数不得超过100个
    E. 口服药品不得检出大肠杆菌

24. 下列表面活性剂有起昙现象的是（　　　）
    A. 肥皂　　　　　B. 硫酸化物　　　C. 磺酸化物　　　D. 季铵化物
    E. 吐温

25. 下列关于乳浊液表述错误的为（　　　）
    A. 相体积分数大于50%时易发生转型

B. 若在乳浊液中加入少量水能够使乳浊液稀释，则为 O/W 型乳浊液

C. 水性颜料使乳浊液外相染色，则乳浊液为 W/O 型

D. 水性颜料使乳浊液外相染色，则乳浊液为 O/W 型

E. 静脉用乳浊液为 O/W 型乳浊液

26. 在液体药剂中有特殊作用的附加剂是（　　　）

    A. 甜味剂　　　　　　　　　　　　B. 着色剂

    C. 甜味剂、着色剂　　　　　　　　D. 防腐剂

    E. 助溶剂

27. 可形成 O/W 型乳浊液，磷脂与胆固醇混合乳化剂的比例是（　　　）

    A. 5∶1　　　　　B. 8∶1　　　　　C. 10∶1　　　　　D. 13∶1

    E. 15∶1

28. 吐温类表面活性剂的化学名称应是（　　　）

    A. 失水山梨醇脂肪酸酯类　　　　　B. 三油酸甘油酯类

    C. 山梨醇脂肪酸酯类　　　　　　　D. 聚氧乙烯失水山梨醇脂肪酸酯类

    E. 聚乙烯脂肪酸酯类

29. 对丙二醇性质与应用叙述不正确的是（　　　）

    A. 可作为肌内注射用溶剂　　　　　B. 有促渗作用

    C. 毒性小，无刺激性　　　　　　　D. 可与水、乙醇等溶剂混合

    E. 药用丙二醇应为 1,3 - 丙二醇

30. 衡量乳浊液稳定性的重要指标是（　　　）

    A. 聚合现象　　　B. 分层现象　　　C. 分离现象　　　D. 乳化现象

    E. 溶解现象

【B 型题】

[31 ~ 34]

    A. 分散相小于 1nm　　　　　　　　B. 分散相在 1 ~ 100nm

    C. 分散相在 0.1 ~ 100μm　　　　　D. 分散相在 0.5 ~ 10μm

    E. 分散相在 1 ~ 100μm

31. 真溶液（　　　）

32. 高分子溶液（　　　）

33. 乳浊液（　　　）

34. 混悬液（　　　）

[35 ~ 38]

    A. HLB 值　　　　B. CMC　　　　　C. W/O 型乳浊液　　D. O/W 型乳浊液

    E. HLBab

35. 临界胶束浓度为（　　　）

36. 亲水亲油平衡值为（　　　）

37. 水包油型乳浊液为（　　　）

38. 油包水型乳浊液为（　　）

[39 ~ 42]

  A. 月桂醇硫酸钠　B. 磺酸盐　 C. 溴苄烷铵　 D. 卵磷脂

  E. 吐温 – 80

39. 理想的静脉注射用乳化剂是（　　）

40. 目前广泛用作洗涤剂的是（　　）

41. 主要用于外用软膏乳化的是（　　）

42. 主要用于杀菌与防腐的是（　　）

[43 ~ 46]

  A. HLB 值为 8 ~ 16   B. HLB 值为 3 ~ 8

  C. HLB 值为 15 ~ 18   D. HLB 值为 13 ~ 15

  E. HLB 值为 7 ~ 11

43. 适宜制备 W/O 型乳浊液的表面活性剂的 HLB 值范围为（　　）

44. 适宜制备 O/W 型乳浊液的表面活性剂的 HLB 值范围为（　　）

45. 增溶剂最适范围为（　　）

46. 去污剂最适范围为（　　）

[47 ~ 48]

  A. 乳化剂   B. 助溶剂   C. 润湿剂   D. 助悬剂

  E. 絮凝剂

47. 聚山梨酯 – 80 在混悬液型液体中常作为（　　）

48. 阿拉伯胶浆在混悬液型液体中常作为（　　）

[49 ~ 52]

  A. 溶解法   B. 凝聚法   C. 干胶法   D. 滤过法

  E. 浸渍法

49. 溶液剂的制备可选用（　　）

50. 胶体溶液的制备可选用（　　）

51. 乳浊液的制备可选用（　　）

52. 混悬液的制备可选用（　　）

【X 型题】

53. 影响乳浊液类型的因素包括（　　）

  A. 外相的密度   B. 内相与外相的体积比例

  C. 乳粒的大小   D. 乳化剂的 HLB 值

  E. 内相的密度

54. 对乳化剂的基本要求是（　　）

  A. 应具备较强的乳化能力，并能在乳滴周围形成牢固的乳化膜

  B. 乳化剂对各种因素的影响应有一定的生理适应能力

  C. 应稳定性好

    D. 不应对机体产生近期的和远期的毒副作用

    E. 不应有局部刺激性

55. 液体药剂的分类为（　　　）

    A. 均相液体药剂　　　　　　　　　　B. 非均相液体药剂

    C. 固体制剂　　　　　　　　　　　　D. 内服液体药剂

    E. 外用液体药剂

56. 提高混悬剂稳定性的方法是（　　　）

    A. 降低混悬粒子分散的均一性　　　　B. 降低药物的分散度

    C. 提高药物的分散度　　　　　　　　D. 增加介质的黏度

    E. 提高混悬粒子分散的均一性

57. 下列关于混悬剂叙述正确的为（　　　）

    A. 混悬剂为非均相液体药剂，属于热力学不稳定体系

    B. 疏水性药物配制混悬剂时，必须加入润湿剂

    C. 产生絮凝的混悬剂其稳定性差

    D. 制备混悬剂的方法有分散法、凝聚法两大类

    E. 混悬剂可以口服、外用与肌内注射

58. 甘油在药剂中可用作（　　　）

    A. 助悬剂　　　　B. 增塑剂　　　　C. 保湿剂　　　　D. 溶剂

    E. 促透剂

59. 混悬剂的稳定剂依据其作用分为（　　　）

    A. 絮凝剂　　　　B. 润滑剂　　　　C. 润湿剂　　　　D. 助溶剂

    E. 助悬剂

60. O/W 型乳浊液可用于（　　　）

    A. 口服　　　　B. 外用　　　　C. 肌内注射　　　　D. 静脉注射

    E. 腔道给药

61. 下列具有保湿作用的溶剂是（　　　）

    A. 水　　　　B. 丙二醇　　　　C. 二甲基亚砜　　　　D. 甘油

    E. 乙醇

62. 有关吐温 -80 叙述正确的是（　　　）

    A. 系聚氧乙烯去水山梨醇单油酸酯　　B. 系亲水性非离子型表面活性剂

    C. 在临界浓度以上，增溶作用变强　　D. 本品 HLB 值在 5 以下

    E. 系聚氧乙烯去水山梨醇单硬脂酸酯

63. 下列可作助悬剂的是（　　　）

    A. 阿拉伯胶　　　　　　　　　　　　B. 苯甲酸钠

    C. 硬脂酸甘油酯　　　　　　　　　　D. 羧甲基纤维素钠

    E. 甘油

64. 下列关于苯甲酸与苯甲酸钠盐表述正确的为（　　　）

A. 分子态苯甲酸抑菌作用强

B. 相同浓度的苯甲酸与苯甲酸钠盐抑菌能力相同

C. 苯甲酸与苯甲酸钠盐在 pH 为 6 时抑菌活性最强

D. 苯甲酸抑制酵母菌的能力较尼泊金类强

E. 苯甲酸与苯甲酸钠盐随着溶液 pH 的降低抑菌能力增强

65. 下列可以作防腐剂的是 （ ）

A. 山梨酸　　　　B. 聚山梨酯　　　　C. 羟苯烷酯类　　　　D. 苯扎溴铵

E. 聚乙二醇

66. 下列关于表面活性剂应用表述正确的为 （ ）

A. 消毒剂　　　　B. 助溶剂　　　　C. pH 调节剂　　　　D. 增溶剂

E. 乳化剂

67. 以下具有乳化作用的是 （ ）

A. 聚山梨酯　　　　B. 西黄蓍胶　　　　C. 泊洛沙姆　　　　D. 尼泊金类

E. 枸橼酸盐

68. 下列关于影响药物溶解度的因素表述正确的是 （ ）

A. 溶剂的量　　　　B. 温度　　　　C. 溶剂的极性　　　　D. 药物的量

E. 药物的极性

69. 与表面活性剂应用有关的作用是 （ ）

A. 助溶作用　　　　B. 吸附作用　　　　C. 润湿作用　　　　D. 乳化作用

E. 增溶作用

70. 关于乳化剂选择说法正确的是 （ ）

A. 外用乳浊液一般不宜采用高分子溶液作乳化剂

B. 乳化剂混合使用可提高界面膜强度，增加乳浊液稳定性

C. 根据药物性质、油的类型是否有电解质存在来综合考虑

D. 口服 O/W 型乳浊液应优先选择高分子溶液作乳化剂

E. 口服 O/W 型乳浊液应优先选择表面活性剂作乳化剂

71. 液体药剂的质量要求是 （ ）

A. 均相液体药剂应是澄明溶液

B. 非均相液体药剂应药物粒子分散均匀

C. 口服的液体药剂应外观良好，口感适宜

D. 外用的液体药剂应无刺激性

E. 液体药剂的浓度应准确，应有一定的防腐能力，在保存和使用过程中不应发生霉变

72. 下列属于非均相液体药剂的是 （ ）

A. 复方硫黄搽剂　　　　　　　　B. 明胶溶液剂

C. 芳香水剂　　　　　　　　　　D. 磷酸可待因糖浆

E. 炉甘石洗剂

二、名词解释

1. 液体药剂
2. 表面活性剂
3. 起昙
4. 增溶
5. 助溶
6. 潜溶
7. 溶液剂
8. 芳香水剂
9. 乳浊液

三、填空题

1. 液体药剂按分散系统分为均相液体药剂和非均相液体药剂。均相液体药剂包括_____、_____；非均相液体药剂包括_____、_____、_____。

2. 酊剂系指药物用规定浓度的_____浸出或溶解而制成的澄清液体药剂，亦可用_____稀释制成，供口服或外用。

3. 醑剂系指挥发性药物的_____溶液，可供内服、外用。

4. 甘油剂系指药物溶于_____中制成的专供_____的溶液剂，用于口腔、耳鼻喉科疾病。

5. 增加药物溶解度常用的方法有_____、_____、_____和_____。

6. 乳浊液由_____相，_____相和_____组成。

7. 表面活性剂按解离情况及解离后所带电荷可分为_____型、_____型、_____型和_____型。

8. 在水中的表面活性剂达到一定浓度时，表面活性剂分子进入溶液内部，形成疏水基向内、亲水基向外的_____，称为_____。表面活性剂开始形成胶束时的溶液浓度称为_____ (*CMC*)。

9. 乳浊液在放置过程中，由于分散相和分散介质的_____不同而分层。

10. 乳化剂的作用有_____、_____、_____。

11. 乳浊液常发生的变化包括_____、_____、_____、_____。

12. 乳化剂选择的依据是_____、_____、_____。

13. _____、_____、_____等物质能作助悬剂。

14. 表面活性剂可作为_____、_____、_____、_____。

15. 丙二醇可作为_____、_____、_____。

16. 液体制剂中常用的防腐剂有_____、_____、_____。

17. 甘油可作为_____、_____、_____、_____。

18. 疏水胶体具有的性质是_____、_____等。

四、是非题

1. 液体药剂是指药物分散在液体介质中形成的可供内服或外用的液体制剂。（　　）

2. 相同浓度的苯甲酸与苯甲酸钠盐其抑菌作用相同。（　　）

3. 药物在液体分散介质中分散度越小吸收越快。（　　）

4. 细菌生长的适宜 pH 是 5 ~ 8，碱性范围对霉菌、细菌都不适宜。（　　）

5. 高分子溶液为均相液体药剂、热力学稳定体系。（　　）

6. 尼泊金类防腐剂无毒、无味、无臭，化学性稳定，酸性条件下抑菌作用强。（　　）

7. 糖浆剂自身具有抑菌作用，故不需要加入防腐剂。（　　）

8. 能够显著降低溶液表面张力的物质叫作表面活性剂。（　　）

9. 对于溶解吸热的药物，温度升高，药物的溶解度增大。（　　）

10. 表面活性剂 *HLB* 值越小其亲油性越强。（　　）

五、简答题

1. 简述液体药剂的特点。

2. 液体药剂的质量要求有哪些？

3. 混悬剂的基本要求有哪些？

4. 乳浊液有哪些特点？

5. 影响乳化的因素。

六、论述题

1. 试述乳浊液的物理稳定性及其影响因素。

2. 表面活性剂分哪几类，在药剂中主要有哪些作用？

3. 试述混悬剂的制备方法。

4. 乳浊液的制备方法有哪些？

参 考 答 案

一、选择题

【A 型题】

1. A　2. C　3. A　4. C　5. C　6. B　7. E　8. B　9. D　10. C　11. B　12. E　13. E　14. D　15. E　16. D　17. C　18. C　19. A　20. B　21. B　22. B　23. A　24. E　25. C　26. C　27. C　28. D　29. E　30. B

【B 型题】

31. A　32. B　33. C　34. D　35. B　36. A　37. D　38. C　39. D　40. B　41. A　42. C　43. B　44. A　45. C　46. D　47. C　48. D　49. A　50. B　51. C　52. B

【X 型题】

53. BD 54. ABCDE 55. ABDE 56. CDE 57. ABDE 58. ABCD 59. ACE
60. ABCDE 61. BD 62. ABC 63. ADE 64. ADE 65. ACD 66. ADE 67. ABC
68. BCE 69. CDE 70. ABCD 71. ABCDE 72. AE

二、名词解释

1. 液体药剂系指药物分散在适宜的液体分散介质中制成的可供内服或外用的液体剂型。

2. 表面活性剂是指具有很强的表面活性，能使液体的表面张力显著下降的物质。

3. 起昙是指对于某些聚氧乙烯型非离子表面活性剂当温度升高到一定程度时，可导致聚氧乙烯链与水之间的氢键断裂，而在水中的溶解度急剧下降并析出，溶液出现浑浊，甚至产生分层，但温度降低后溶液可重新恢复澄明。

4. 增溶是指某些难溶性药物在表面活性剂的作用下，其在溶剂中的溶解度增大的过程。

5. 助溶是指难溶于水的药物由于加入的第二种物质而增加药物在水中溶解度的现象。

6. 潜溶是指有的溶质在两种单独的溶剂中溶解度均小，但将两种溶剂按照一定比例混合，其溶解度显著增加的现象。

7. 溶液剂系指药物溶解于溶剂中所形成的澄明液体药剂。

8. 芳香水剂系指芳香挥发性药物的饱和或近饱和水溶液。

9. 乳浊液是两种互不相溶的液体，其中一种液体以细小液滴的形式分散在另一种液体中形成的非均相液体药剂。

三、填空题

1. 溶液剂　　高分子溶液剂　　溶胶剂　　混悬液剂　　乳浊液剂
2. 乙醇　　流浸膏
3. 浓乙醇
4. 甘油　　外用
5. 增溶　　助溶　　制成盐类　　使用潜溶剂
6. 水　　油　　乳化剂
7. 非离子　　阳离子　　阴离子　　两性离子
8. 球形缔合体　　胶团或胶束　　临界胶束浓度
9. 密度
10. 降低界面张力　　形成界面膜　　形成电屏障
11. 分层　　絮凝　　转相　　合并和破裂
12. 乳浊液的类型　　给药途径　　乳化剂的性能　　混合乳化剂的 *HLB* 值
13. 甘油　　糖浆　　阿拉伯胶
14. 润湿剂　　增溶剂　　乳化剂　　去污剂

15. 潜溶剂　　增塑剂　　保湿剂　　促渗剂
16. 苯甲酸钠　　羟苯烷酯类　　山梨酸　　20%乙醇溶液
17. 增塑剂　　极性溶剂　　保湿剂　　助悬剂
18. 存在强烈布朗运动　　具有聚沉现象

四、是非题

1. √　2. ×　3. ×　4. √　5. √　6. √　7. ×　8. √　9. √　10. √

五、简答题

1. 液体药剂的特点是：①分散度大，药效快；②给药途径多，使用方便；③减少药物的刺激性；④提高固体药物制剂的生物利用度；⑤分散度大，易引起药物的化学降解；⑥水性药液容易霉变，携带、运输和储存都不方便。

2. 液体药剂的质量要求有：①浓度准确，质量稳定；②均相液体药剂应澄明，非均相液体药剂的药物微粒应分散均匀；③口服液体药剂外观应良好，口感适宜；④外用液体药剂应无刺激性；⑤应有一定的防腐能力，保存和使用过程中不应发生霉变；⑥包装容器应方便患者用药。

3. 混悬剂指难溶性固体药物以微粒状态分散在分散介质中形成的非均相的液体药剂。混悬剂的质量要求有：①化学性质稳定；②微粒大小符合规定要求；③微粒沉降速度慢，沉降后不应有结块现象，轻摇后应迅速均匀分散。

4. 乳浊液有以下特点：①乳浊液中液滴的分散度很大，有利于药物的吸收和药效的发挥，提高生物利用度；②油性药物制成乳浊液能保证剂量准确，而且服用方便，如鱼肝油；③水包油型乳浊液可掩盖药物的不良臭味，也可加入矫味剂；④外用乳浊液可改善药物对皮肤、黏膜的渗透性，减少刺激性；⑤静脉注射乳浊液注射后分布较快，药效高，有靶向性。

5. 影响乳化的因素有：①乳化剂的用量，乳化剂用量越多，乳浊液越稳定，一般用量为 0.5%～10%；②分散相的浓度与乳滴大小，分散相的浓度为 50% 时，乳浊液最稳定，乳滴越小、大小越均匀，乳浊液越稳定；②乳浊液的黏度越大越稳定；④温度过高或过低均可使乳浊液的稳定性降低。

六、论述题

1. 乳浊液属热力学不稳定的非均相分散体系，在制备或放置过程中常发生分层、絮凝、转相、破裂及酸败。

（1）分层：指乳浊液在放置过程中出现分散相粒子上浮或下沉的现象，分层是可逆过程。主要是由于分散相与连续相间存在着密度差。

（2）絮凝：乳浊液中分散的乳滴聚集形成疏松的聚集体，经振摇即能恢复成均匀乳浊液的现象，称为乳浊液的絮凝，它是乳浊液破裂的前奏。产生的原因是由于 ξ 电位的降低。

（3）转相：指乳浊液类型的改变，是由于向乳浊液中加入另一种物质，使乳化剂性质改变而引起的。

（4）破裂：使乳浊液分为油水两相称为乳浊液的破裂，是不可逆过程。

（5）酸败：乳浊液受外界因素（光、热、空气等）及微生物等的作用，使乳浊液中的乳化剂等发生变质的现象称为酸败。加抗氧剂和防腐剂以防止或延缓酸败。

2. 表面活性剂分为阴离子型、阳离子型、两性离子型和非离子型。

（1）阴离子型：肥皂类有一定的刺激性，一般只用于皮肤用制剂；硫酸化物主要用作外用软膏剂的乳化剂；磺酸化物广泛用作洗涤剂。

（2）阳离子型：主要用于杀菌和防腐。

（3）两性离子型：两性表面活性剂在碱水溶液中呈阴离子表面活性剂的性质，具有良好的起泡、去污作用。

（4）非离子型：毒性和溶血作用较小，不解离，不易受电解质和溶液 pH 的影响，能与大多数药物配伍应用，因而应用广泛；可供外用和内服，部分品种可用于注射剂。

3. 混悬剂的制备方法有分散法和凝聚法。

（1）分散法：将固体药物粉碎成符合混悬剂要求的微粒，分散于分散介质中制备混悬剂。对于一些质硬、质重或贵重药物可采用"水飞法"。疏水性药物应先将其与润湿剂研匀，再与其他液体混匀，最后加其余的液体至全量。

（2）凝聚法：包括物理凝聚法和化学凝聚法。

①物理凝聚法，用物理的方法降低药物的溶解度，使其聚集并从分散介质中析出，形成混悬剂。

②化学凝聚法，利用两种或两种以上的化合物进行化学反应生成难溶性药物微粒，混悬于分散介质中制备混悬剂。

4. 乳浊液的制备方法有干胶法、新生皂法、两相交替加入法和机械法等。

（1）干胶法：乳化剂先与油混合，再加入水乳化。

（2）新生皂法：油相中所含的有机酸和水相中所含的碱混合后可生成新生皂乳化剂，不断搅拌，即形成乳浊液。

（3）两相交替加入法：向乳化剂中交替加入油或水，边加边搅拌可形成乳浊液。

（4）机械法：将乳化剂、油相、水相混合后，用乳化机械制成乳浊液，可小量或大量制备。

第八章 散 剂

习 题

一、选择题

【A 型题】

1.《中国药典》规定，内服散剂应是（ ）

　　A. 最细粉　　　　　B. 细粉　　　　　C. 极细粉　　　　　D. 中粉

　　E. 粗粉

2. 在倍散中加色素的目的是（ ）

　　A. 帮助判断分散均匀性　　　　　　B. 形成共熔物

　　C. 稀释　　　　　　　　　　　　　D. 美观

　　E. 便于混合

3. 散剂的制备工艺是（ ）

　　A. 粉碎→混合→过筛→分剂量

　　B. 粉碎→混合→过筛→分剂量→包装

　　C. 粉碎→混合→过筛→分剂量→质量检查→包装

　　D. 粉碎→过筛→混合→分剂量

　　E. 粉碎→过筛→混合→分剂量→质量检查→包装

4. 通常所说的百倍散是指 1 份毒性药物中，添加稀释剂的量为（ ）

　　A. 100 份　　　　　B. 99 份　　　　　C. 10 份　　　　　D. 9 份

　　E. 98 份

5. 制备含毒性药物为 0.05g 的散剂时，一般应配成倍散的比例是（ ）

　　A. 1∶10　　　　　B. 1∶100　　　　　C. 1∶5　　　　　D. 1∶1000

　　E. 1∶20

6.《中国药典》规定，眼用散剂应通过（ ）

　　A. 六号筛　　　　　B. 七号筛　　　　　C. 八号筛　　　　　D. 九号筛

　　E. 五号筛

7. 除另有规定外，散剂的含水量不得超过（ ）

　　A. 5.0%　　　　　B. 6.0%　　　　　C. 7.0%　　　　　D. 8.0%

E. 9.0%

8. 散剂制备中不符合混合一般原则的是 (　　)

    A. 等比混合易混匀

    B. 组分比例差异大时，用等量递增法混合

    C. 组分堆密度差异大时，堆密度小者先放入混合容器中

    D. 含低共熔成分时，应避免低共熔

    E. 组分颜色差异大时，应先将色深者放入混合容器中

9. 散剂的质量要求不包括 (　　)

    A. 干燥　　　　　　B. 疏松　　　　　　C. 色泽一致　　　　　　D. 混合均匀

    E. 成棕褐色

10. 散剂按药物组成可分为 (　　)

    A. 特殊散剂与普通散剂　　　　　　B. 一般散剂与泡腾散剂

    C. 单方散剂与复方散剂　　　　　　D. 内服散剂与外用散剂

    E. 分剂量散剂与不分剂量散剂

11. 下列散剂应制成倍散的是 (　　)

    A. 含液体成分的散剂　　　　　　B. 含低共熔成分的散剂

    C. 含毒性成分的散剂　　　　　　D. 含化学药物的散剂

    E. 含相对密度较大成分的散剂

【B 型题】

[12 ~ 15]

    A. 等量递增法　　　B. 打底套色法　　　C. 重量法　　　　　D. 容量法

    E. 目测法

12. 含毒性药物及贵重药物的散剂制备采用 (　　)

13. 含药量比例差别大的散剂制备采用 (　　)

14. 含贵重药物的散剂分装采用 (　　)

15. 工业生产散剂自动分装机的分剂量方法为 (　　)

[16 ~ 19]

    A. 可用固体药物吸收后加入

    B. 应单剂量分装

    C. 要求无菌

    D. 处理方法需根据药理作用的变化来确定

    E. 需要制 1000 倍散

16. 含毒性药物的散剂 (　　)

17. 含低共熔物的散剂 (　　)

18. 含少量液体药物的散剂 (　　)

19. 眼用散剂 (　　)

[20~21]

    A. 不含挥发性组分的散剂

    B. 液体组分含量过大，药效物质无挥发性的散剂

    C. 含有少量矿物药的散剂

    D. 含动物药的散剂

    E. 含少量液体组分的散剂

20. 先蒸去大量水分后再用其他粉末吸收的方法适用于（　　　）

21. 利用其他固体组分吸收后研匀的方法适用于（　　　）

【X 型题】

22. 关于散剂特点叙述正确的是（　　　）

    A. 易分散，奏效快　　　　　　　B. 制备方法简便

    C. 可掩盖不良气味　　　　　　　D. 较丸剂、片剂稳定

    E. 可随证增减剂量

23. 关于含低共熔混合物散剂叙述正确的是（　　　）

    A. 低共熔现象是药物混合后出现润湿或液化的现象

    B. 低共熔现象的发生与药物的性质及比例量有关

    C. 低共熔药物混合时全都迅速产生低共熔现象

    D. 薄荷脑与樟脑混合时能产生低共熔现象

    E. 若低共熔物药效增强则可直接用共熔法混合

24. 下列关于散剂的质量要求叙述正确的是（　　　）

    A. 应疏松干燥、混合均匀　　　　B. 含水量不得超过 9.0%

    C. 均需做装量差异检查　　　　　D. 眼用散剂需过 100 目筛

    E. 一般内服散剂应为细粉

25. 关于倍散叙述正确的是（　　　）

    A. 倍散在制备时应采用等量递增法

    B. 倍散是在药物中加入一定量的稀释剂制备得到的

    C. 剂量在 0.01~0.1g 者可制成 10 倍散

    D. 剂量在 0.001g 以下者可制成 1000 倍散

    E. 倍散也称稀释散

二、名词解释

1. 倍散

2. 打底套色法

3. 等量递增法

4. 低共熔

三、填空题

1. 比例量相差悬殊的散剂应采用_____法混合。

2. 制备散剂的工艺流程分为药物粉碎、过筛、_____、分剂量、_____和包装。

3. 散剂按用途可分为_____散剂和_____散剂。

4. 除另有规定外，散剂的含水量不得超过_____。

5. 两种以上药物经混合后出现_____或_____的现象，称为低共熔。

6. 散剂中组分颜色或比重不同时，应采用_____混合。

7. 制备散剂常用的混合方法有_____、搅拌混合和_____。

8. 制备倍散所用的稀释剂应为无显著的_____作用，不与主药发生反应，不影响主药_____的物质。

四、简答题

1. 简述制备散剂的工艺流程。
2. 简述含毒剧药物散剂的制备方法。

五、论述题

1. 试述打底套色法与等量递增法的区别。
2. 试述含液体组分散剂的制备方法。
3. 试述含低共熔组分散剂的制备方法。

参 考 答 案

一、选择题

【A 型题】
1. B 2. A 3. E 4. B 5. A 6. D 7. E 8. D 9. E 10. C 11. C
【B 型题】
12. A 13. A 14. C 15. D 16. B 17. D 18. A 19. C 20. B 21. E
【X 型题】
22. ABE 23. ABDE 24. ABE 25. ABCDE

二、名词解释

1. 倍散是指毒性药物与一定量的稀释剂混合制成的稀释散。

2. 打底套色法是分"打底"和"套色"两步完成的混合过程。打底是先用散剂组分中量多的药粉饱和研钵内表面，然后再将色深、量少的药粉放入研钵中；套色是在打底的基础上将一定量色浅、量多的药粉加入研钵中研匀，重复此操作至全部组分混合完毕。

3. 等量递增法也称配研法，是先取量小的组分及与其等量的量大组分于混合器具中混匀，再加入与混合物等量的量大组分混匀，重复此操作至全部组分混合完毕。

4. 低共熔是指两种以上药物经混合后出现润湿或液化的现象。

三、填空题

1. 配研（或等量递增）
2. 混合　　质量检查
3. 内服　　外用
4. 9.0%
5. 润湿　　液化
6. 打底套色法
7. 研磨混合　　过筛混合
8. 药理　　含量测定

四、简答题

1. 制备散剂的工艺流程为：粉碎→过筛→混合→分剂量→质量检查→包装。

2. 一般是将毒剧药物与一定量的稀释剂混合制成倍散（或称稀释散）。制备倍散时应采用等量递增法混合，还应加入着色剂。稀释剂的用量应视药物剂量而定，药物剂量越小，加入稀释剂的数量越多。如药物剂量在 0.01～0.1g 的，应取药物 1 份加 9 份稀释剂，制成 10 倍散；药物剂量在 0.01g 以下的，则应制成 100 倍散或 1000 倍散。

五、论述题

1. 打底套色法注重色泽，而对粉体粒子等比例容易混匀的规律有所忽略，等量递增法则强调粉体粒子等比例量容易混合均匀。

2. ①利用处方中其他固体组分吸收后研匀；②如处方中固体组分不能完全吸收液体组分时，可加适当的赋形剂（如淀粉、蔗糖等）吸收，至不呈潮湿为度；③当液体组分量过大，且没有挥发性时，可蒸去大部分水分后加入固体组分或赋形剂，低温干燥，研匀即可；④若含黏稠浸膏或挥发油，可用少量乙醇溶解或稀释后，再与药粉混匀。

3. 含低共熔组分散剂的制备应视具体情况而定，一般有下述几种情况：①如组分低共熔后药理作用增强，则采用低共熔法；②如组分低共熔后药理作用无明显变化，且固体组分较多时，可将低共熔组分共熔后，再用其他固体组分吸收混匀；③如含有挥发油或其他能溶解低共熔组分的液体时，可将低共熔组分先溶解，再喷入其他固体组分中混匀。

第九章 颗 粒 剂

习 题

一、选择题

【A 型题】

1. 除另有规定外，颗粒剂辅料的用量不宜超过清膏重量的（　　）
   A. 9 倍　　　　　　B. 8 倍　　　　　　C. 7 倍　　　　　　D. 6 倍
   E. 5 倍

2. 感冒清热颗粒属于（　　）
   A. 混悬性颗粒剂　　B. 水溶性颗粒剂　　C. 泡腾性颗粒剂　　D. 块状冲剂
   E. 酒溶性颗粒剂

3. 有关水溶性颗粒剂干燥叙述错误的为（　　）
   A. 湿颗粒应及时干燥　　　　　　　B. 干燥温度应逐渐上升
   C. 干燥程度为控制水分在 2% 以内　　D. 干燥温度一般为 85℃ ~ 90℃
   E. 可用烘箱或沸腾干燥设备

4. 下列关于颗粒剂的特点叙述正确的是（　　）
   A. 服用剂量较大　　　　　　　　　B. 吸收、起效较快
   C. 产品质量不太稳定　　　　　　　D. 易霉败变质
   E. 不易吸湿结块

5. 水溶性颗粒剂的制备工艺流程为（　　）
   A. 原料药提取→提取液精制→制颗粒→干燥→整粒→包装
   B. 原料药提取→提取液精制→干燥→制颗粒→整粒→包装
   C. 原料药提取→干燥→提取液精制→制颗粒→整粒→包装
   D. 原料药提取→提取液精制→制颗粒→整粒→干燥→包装
   E. 原料药提取→提取液精制→整粒→制颗粒→干燥→包装

6. 对颗粒剂软材质量判断的经验标准是（　　）
   A. 湿度适中，捏即成型　　　　　　B. 手捏成团，轻按即散
   C. 要有足够的水分　　　　　　　　D. 要控制水分在 12% 以下

E. 要控制有效成分的含量

7. 颗粒剂中挥发油的加入方法正确的是（　　）

    A. 与清膏混匀制成软材

    B. 用乙醇溶解后喷在湿颗粒中

    C. 用乙醇溶解后喷于整粒后的干颗粒中

    D. 用乙醇溶解后喷在整粒中筛出的细粉中，混匀后再与其余干颗粒混匀

    E. 以上方法都可以

8. 2015 年版《中国药典》规定，颗粒剂的粒度要求是不能通过一号筛和能通过五号筛的颗粒和粉末总和不得超过（　　）

    A. 8.0%   B. 6.0%   C. 9.0%   D. 15.0%

    E. 12.0%

9. 2015 年版《中国药典》规定，中药颗粒剂的含水量一般控制在（　　）

    A. 3% 以内   B. 4% 以内   C. 5% 以内   D. 8% 以内

    E. 9% 以内

10. 下列关于制软材的叙述错误的是（　　）

    A. 若软材过干、黏性不足，可提高乙醇的浓度

    B. 若软材过软，药料易黏附筛网或成条状，可提高乙醇的浓度

    C. 若软材过干、粉粒过多，可降低乙醇的浓度或加黏合剂

    D. 若软材过黏，可提高乙醇的浓度

    E. 若细粉过多，可降低乙醇的浓度或加黏合剂

11. 挤出制粒的关键工艺是（　　）

    A. 控制辅料的用量   B. 制软材

    C. 控制制粒的温度   D. 控制搅拌的速度

    E. 控制水分

12. 制备颗粒剂时，清膏：糖粉：糊精一般为（　　）

    A. 1：2：1   B. 1：3：1   C. 1：4：1   D. 1：5：1

    E. 1：6：1

13. 下列关于泡腾性颗粒剂叙述不正确的是（　　）

    A. 泡腾性颗粒剂必须控制干颗粒的水分，以免服用前酸碱发生反应

    B. 泡腾崩解剂分为有机酸和弱碱

    C. 泡腾颗粒剂具有速溶性

    D. 泡腾性颗粒剂常制成酸性颗粒和碱性颗粒混合均匀而得

    E. 可选用石碳酸作为崩解剂

14. 阿胶泡腾颗粒剂在制备过程中可选用的崩解剂为（　　）

    A. 柠檬酸和碳酸氢钠   B. 硫酸钠和磷酸

    C. 枸橼酸和硫酸氢钠   D. 枸橼酸和硫酸钠

    E. 碳酸钠和聚乙二醇

15. 单剂量包装的颗粒剂剂量在 1.5g 以上至 6g 的，装量差异限度为 ±（　　　）
   A. 10%　　　　　B. 9%　　　　　C. 8%　　　　　D. 7%
   E. 5%

16. 颗粒剂的质量检查项目不包括（　　　）
   A. 粒度检查　　　B. 水分检查　　　C. 溶化性检查　　　D. 不溶物检查
   E. 装量差异检查

17. 挥发性成分常用的包合材料是（　　　）
   A. 可溶性淀粉　　B. 糊精　　　C. 聚乙二醇　　　D. β-环糊精
   E. 乳糖

18. 快速搅拌制粒时，为控制粒度的大小可调整（　　　）
   A. 药物的粉碎度　　　　　　　　B. 搅拌桨叶和制粒刀的转速
   C. 药料沿器壁旋转的速度　　　　D. 混合时间
   E. 雾化压力

19. 小青龙颗粒属于（　　　）
   A. 混悬性颗粒剂　　B. 水溶性颗粒剂　　C. 泡腾性颗粒剂　　D. 块状冲剂
   E. 酒溶性颗粒剂

20. 影响泡腾颗粒剂稳定性的关键因素是（　　　）
   A. 泡腾崩解剂的用量　　　　　　B. 泡腾崩解剂的种类
   C. 酸、碱性颗粒的制备方法　　　D. 颗粒混合的速度
   E. 干燥颗粒的含水量

21. 湿颗粒干燥温度一般控制为（　　　）
   A. 100℃以上　　B. 80℃～100℃　　C. 60℃～80℃　　D. 60℃以下
   E. 50℃以下

22. 适合于糖尿病病人服用的是（　　　）
   A. 泡腾性颗粒剂　　　　　　　　B. 水溶性颗粒剂
   C. 酒溶性颗粒剂　　　　　　　　D. 无糖性颗粒剂
   E. 混悬性颗粒剂

23. 颗粒剂整粒的目的是（　　　）
   A. 除去粗大颗粒及细粉，使颗粒均匀　　B. 提高稳定性
   C. 提高生物利用度　　　　　　　　　　D. 便于服用
   E. 减少服用量

【B 型题】

[24～27]
   A. 除去部分杂质，减小颗粒吸湿性的作用
   B. 矫味及黏合作用
   C. 防止挥发性成分散失的作用
   D. 使颗粒遇水后疏松，迅速溶解的作用

  E. 节约其他赋形剂兼具治疗作用

24. 糖粉作为赋形剂具有（　　）

25. 水提液用乙醇沉淀具有（　　）

26. β-环糊精包合具有（　　）

27. 药材细粉作赋形剂具有（　　）

[28~31]

  A. 可溶性颗粒剂　B. 混悬性颗粒剂　C. 泡腾性颗粒剂　D. 酒溶性颗粒剂
  E. 块状冲剂

28. 由酸性颗粒和碱性颗粒混合制成，遇水产生二氧化碳气体的是（　　）

29. 制颗粒时有不溶性药物细粉加入的是（　　）

30. 包括水溶性颗粒剂和酒溶性颗粒剂的是（　　）

31. 系将药材提取物及辅料混匀制粒，用模具压制成块（机压法）即得的是（　　）

[32~35]

  A. 挤出制粒　　B. 整粒　　C. 干燥　　D. β-环糊精包合
  E. 含水量≤2%

32. 使颗粒剂均匀的操作方法是（　　）

33. 含挥发油的颗粒应（　　）

34. 制备时筛网目数应为12~14目的是（　　）

35. 颗粒干燥程度应为（　　）

[36~38]

  A. 水溶性颗粒剂　B. 混悬性颗粒剂　C. 泡腾性颗粒剂　D. 酒溶性颗粒剂
  E. 块状冲剂

36. 溶化性检查中要求在水中能迅速产生气体的是（　　）

37. 所含有效成分及所加辅料应能溶于白酒的是（　　）

38. 加水能完全溶解呈澄清溶液的颗粒剂是（　　）

[39~42]

  A. ±10%　　B. ±8%　　C. ±7%　　D. ±5%
  E. ±3%

39. 颗粒剂标示装量为1g及1g以下的装量差异限度为（　　）

40. 颗粒剂标示装量为1g以上至1.5g的装量差异限度为（　　）

41. 颗粒剂标示装量为1.5g以上至6g的装量差异限度为（　　）

42. 颗粒剂标示装量为6g以上的装量差异限度为（　　）

[43~46]

  A. β-环糊精　　B. 糖粉　　C. 淀粉　　D. 乳糖
  E. 糊精

43. 为淀粉水解产物，用量过多可导致颗粒过硬的是（　　）

44. 可使液体药物粉末化的是（　　）

45. 吸湿性低、性质稳定的新型颗粒剂辅料是（　　　）

46. 为可溶性颗粒剂优良赋形剂，并有矫味和黏合作用的是（　　　）

[47～49]

    A. 加水进行调整   B. 加辅料或细粉进行调整

    C. 加浸膏粉进行调整   D. 加高浓度的乙醇进行调整

    E. 加入黏合剂进行调整

47. 制颗粒软材太干，黏性不足时（　　　）

48. 制颗粒软材过软时（　　　）

49. 制颗粒软材过黏时（　　　）

【X 型题】

50. 生产中颗粒剂的制粒方法主要有（　　　）

    A. 挤出制粒   B. 喷雾干燥制粒

    C. 湿法混合制粒   D. 塑制法制粒

    E. 滴制法制粒

51. 颗粒剂的特点是（　　　）

    A. 吸收、奏效较快   B. 服用、携带方便

    C. 表面积大，质量不稳定   D. 体积较小

    E. 制备工艺适合大生产

52. 制备颗粒剂的常用辅料为（　　　）

    A. 糖粉   B. 糊精   C. 明胶   D. 酒精

    E. 可溶性淀粉

53. 制颗粒主要的方法为（　　　）

    A. 挤出制粒   B. 快速搅拌制粒   C. 流化喷雾制粒   D. 过筛法

    E. 干法制粒

54. 有关水溶性颗粒剂干燥注意事项的叙述正确的为（　　　）

    A. 湿颗粒应及时干燥

    B. 干燥温度应逐渐升高

    C. 颗粒干燥程度宜控制含水量在 5% 以内

    D. 干燥温度一般以 60℃～80℃为宜

    E. 可用烘箱或沸腾干燥设备干燥

55. 颗粒剂按溶解性能和溶解状态可分为（　　　）

    A. 混悬性颗粒剂   B. 水溶性颗粒剂

    C. 泡腾性颗粒剂   D. 酒溶性颗粒剂

    E. 块状冲剂

56. 下列可用作泡腾崩解剂的是（　　　）

    A. 酒石酸和硫酸钠   B. 酒石酸和碳酸氢钠

    C. 酒石酸和碳酸钠   D. 枸橼酸和碳酸钠

E. 枸橼酸和亚硫酸钠

57. 颗粒剂的制备工艺过程包括（　　）

A. 制软材　　　　　B. 制颗粒　　　　　C. 干燥　　　　　D. 整粒

E. 药材的提取

58. 下述关于酒溶性颗粒剂叙述不正确的是（　　）

A. 药材多以80％的乙醇提取

B. 所含有效成分应既溶于水又溶于醇

C. 一般不能加矫味剂

D. 药材可采用渗漉法、回流法提取

E. 制粒、干燥、整粒等工艺与水溶性颗粒剂相同

59. 下列关于混悬性颗粒剂叙述正确的是（　　）

A. 处方中含挥发性成分或淀粉较多的药材可粉碎成细粉入药

B. 处方中的贵重细料药可粉碎成细粉入药

C. 干燥温度一般应在60℃以下

D. 水冲后可形成澄清溶液

E. 必要时可加入助悬剂

60. 下述关于颗粒剂质量要求叙述正确的是（　　）

A. 外观应干燥，颗粒大小应均匀，色泽应一致

B. 泡腾性颗粒剂遇水应迅速产生二氧化碳气体并呈泡腾状

C. 可溶性颗粒剂的溶化性检查应全部溶化，允许有轻微浑浊

D. 颗粒剂无须进行装量差异检查

E. 不含原生药粉的颗粒剂细菌数不得超过1000个/g

二、填空题

1. 按其溶解性能和溶解状态，颗粒剂可分为可溶性颗粒、_____和泡腾性颗粒。

2. 泡腾性颗粒剂一般采用的崩解剂为_____、酒石酸等有机酸和_____或碳酸钠等弱碱。

3. 制备颗粒剂时，可根据清膏的密度、黏性来调整赋形剂用量，其总用量一般不宜超过清膏量的_____倍。

4. 颗粒剂的质量检查项目有粒度、水分、_____、装量差异、装量和_____等。

5. 水溶性颗粒剂的辅料主要是_____和_____。

6. 制备水溶性颗粒剂时，清膏：糖粉：糊精的比例一般为_____。

7. 在颗粒剂制备过程中制得的湿颗粒应及时干燥，干燥温度一般以_____为宜。

8. 颗粒剂制备过程中的整粒是指用_____筛去粗颗粒，再通过_____筛去细小颗粒和细粉。

9. 制备酒溶性颗粒剂时，要求提取所用的乙醇含醇量应与_____含醇量相同。

10. 泡腾性颗粒剂的制备，必须将提取的稠膏或干浸膏粉分别制成_____性和

_____性干颗粒后再混合均匀。

三、简答题

1. 简述水溶性颗粒剂的制备工艺流程。
2. 泡腾性颗粒剂是如何制备的?
3. 混悬性颗粒剂是如何制备的?
4. 酒溶性颗粒剂是如何制备的?

四、论述题

试述颗粒溶化性检查不合格的原因及解决办法。

参 考 答 案

一、选择题

【A 型题】

1. E　2. B　3. D　4. B　5. A　6. B　7. C　8. D　9. D　10. A　11. B　12. B　13. E　14. A　15. D　16. D　17. D　18. B　19. B　20. E　21. C　22. D　23. A

【B 型题】

24. B　25. A　26. C　27. E　28. C　29. B　30. A　31. E　32. B　33. D　34. A　35. E　36. C　37. D　38. A　39. A　40. B　41. C　42. D　43. E　44. A　45. D　46. B　47. E　48. B　49. D

【X 型题】

50. ABC　51. ABDE　52. ABDE　53. ABCE　54. ABDE　55. ABCD　56. BCD　57. ABCDE　58. AC　59. ABCE　60. ABCE

二、填空题

1. 混悬性颗粒
2. 枸橼酸　　碳酸氢钠
3. 5
4. 溶化性　　微生物限度
5. 蔗糖　　糊精
6. 1∶3∶1
7. 60℃~80℃
8. 一号筛（或 12~14 目）　　五号筛或（80 目）
9. 饮用白酒（或 60°的白酒）
10. 酸　　碱

三、简答题

1. 水溶性颗粒剂的制备工艺流程为：提取→纯化→浓缩→加入辅料后制颗粒→干燥→整粒→质量检查→包装。

2. 泡腾性颗粒剂的制备方法是将处方中药材按水溶性颗粒剂制法提取、纯化、浓缩成稠膏或干浸膏粉，并分成 2 份。其中 1 份加入有机酸制成酸性颗粒，干燥后备用；另 1 份加入弱碱制成碱性颗粒，干燥后备用；然后将酸性颗粒与碱性颗粒混匀，包装，即得。

3. 混悬性颗粒剂是将处方中含挥发性、热敏性或淀粉量较多的药材粉碎成细粉，一般性药材以水为溶剂煎煮提取。将煎液蒸发浓缩至稠膏，并与药材细粉及适量糖粉混匀，制成软材，再制成湿颗粒，于 60℃以下干燥，整粒，包装，即得。

4. 酒溶性颗粒剂的制备多采用渗漉法、浸渍法、回流法等方法提取药材，用 60% 左右的乙醇为溶剂。提取液回收乙醇后蒸发浓缩至稠膏状，加入适宜的辅料，制软材、制颗粒、干燥、整粒、包装，即得。

四、论述题

颗粒溶化性检查不合格系指水溶性颗粒剂成品在溶化性检查中出现不能全部溶解，浑浊明显等现象。引起颗粒剂溶化性差的主要原因及解决措施为：

1. 某些有效成分难溶于水，或处方中药物间发生反应产生难溶性物质。可采用增溶技术或相应工艺处理。

2. 分离纯化方法选择不当，杂质过多。可采用适当的分离纯化方法，在保留有效成分的前提下，尽可能除去杂质。

3. 辅料选择不当或用量过多。如选用水溶性差的辅料，且用量过多时，易引起溶液明显浑浊，甚至出现沉淀。可更换水溶性好的辅料加以解决。

4. 提取液浓缩或颗粒干燥时升温过快或局部温度过高，造成某些成分焦化而影响颗粒的溶化性。在生产过程中应加强质量控制。

此外，在颗粒剂的整个生产过程中，都要特别注意防止异物带入，如铁屑、木屑、纸屑等，如有混入应及时清除。

第十章 胶 囊 剂

习 题

一、选择题

【A 型题】

1. 有关硬胶囊壳的叙述不正确的是（   ）
   A. 胶囊壳主要由明胶组成
   B. 制胶囊壳时胶液中应加入抑菌剂
   C. 胶囊壳含增塑剂过高时囊壳太软
   D. 加入二氧化钛使囊壳易于识别
   E. 囊壳编号数值越大，其容量越小

2. 有关胶囊剂特点叙述不正确的是（   ）
   A. 易风化的药物可制成胶囊剂
   B. 可掩盖药物的不良气味
   C. 与丸剂、片剂相比在胃肠道中崩解快
   D. 可增加药物稳定性
   E. 可制成不同释药速度的制剂

3. 下列不属于软胶囊囊材组成的是（   ）
   A. 崩解剂
   B. 胶料
   C. 增塑剂
   D. 附加剂
   E. 水

4. 制备空胶囊时加入琼脂的目的是（   ）
   A. 增加空胶囊的坚韧性和可塑性
   B. 使空胶囊美观，易于识别
   C. 可制成不透明的空胶囊，适合于对光敏感的药物
   D. 增加胶液的凝结力，使蘸模后明胶的流动性减小
   E. 可以增加空胶囊的光泽

5. 有关软胶囊的填充药物叙述不正确的是（   ）
   A. 可以填充各种油类或对明胶无溶解作用的液体药物、混悬物及固体药物
   B. 不能加抗氧剂
   C. 常用的分散介质是植物油、PEG400
   D. 填充液体药物时，填充液的 pH 应控制在 4.5~7.5 之间
   E. 填充固体粉末时，填充粉末应过五号筛

6. 软胶囊填充混悬液时，可选用的分散介质是（　　　）

    A. 滑石粉　　　　　　　B. 去离子水　　　　　　C. 稀乙醇　　　　　　D. 海藻酸钠

    E. 油蜡混合物

7. 下列最适宜制成软胶囊的是（　　　）

    A. O/W 型乳浊液　　　　　　　　　　B. 芒硝

    C. 鱼肝油　　　　　　　　　　　　　D. 药物稀醇溶液

    E. 药物水溶液

8. 下列有关软胶囊剂叙述错误的是（　　　）

    A. 囊材的明胶：增塑剂：水 = 1.0：0.4 ~ 0.6：1.0

    B. 软胶囊内填充固体药物时，药粉应过五号筛

    C. 软胶囊制备方法可分为压制法和滴制法

    D. 基质吸附率系指将1g 固体药物制成填充胶囊的混悬液时所需液体基质的克数

    E. 软胶囊基质必须为油性基质

9. 肠溶胶囊崩解时限检查为（　　　）

    A. 在磷酸盐缓冲液（pH6.8）检查 2 小时

    B. 在磷酸盐缓冲液（pH6.8）检查 0.5 小时

    C. 在盐酸溶液中检查 2 小时

    D. 在盐酸溶液中检查 1 小时

    E. 在盐酸溶液（9→1000）中检查 2 小时

10. 2015 年版《中国药典》规定，硬胶囊剂崩解时限为（　　　）

    A. < 15min　　　　B. < 20min　　　　C. < 30min　　　　D. < 35min

    E. < 40min

11. 2015 年版《中国药典》规定，硬胶囊内容物水分限度为（　　　）

    A. ≤5.0%　　　　B. ≤6.0%　　　　C. ≤9.0%　　　　D. ≤10.0%

    E. ≤12.0%

12. 填充硬胶囊时，对药物处理不当的是（　　　）

    A. 剂量小的药物直接粉碎成细粉，混匀后填充

    B. 毒剧药稀释后填充

    C. 剂量大的药物可制成干浸膏，粉碎成细粉后填充

    D. 挥发油可与浸膏粉混合同时填充

    E. 可将药料制成颗粒，微丸填充

13. 空胶囊的主要原料是（　　　）

    A. 聚乙二醇　　　B. 明胶　　　　　C. 甘油　　　　　D. 琼脂

    E. 阿拉伯胶

14. 硬胶囊壳中不需添加的是（　　　）

    A. 崩解剂　　　　B. 增稠剂　　　　C. 遮光剂　　　　D. 着色剂

    E. 防腐剂

15. 硬胶囊壳中加入甘油的目的是（　　　）
   A. 增加胶液的胶冻力　　　　　　　B. 防止药物的氧化
   C. 防止发生霉变　　　　　　　　　D. 增加胶囊的韧性及弹性
   E. 调整胶囊剂的口感

【B 型题】
[16~18]
   A. 微晶纤维素或食用油　　　　　　B. 碳酸钙、轻质氧化镁、磷酸氢钙
   C. 乳糖、淀粉　　　　　　　　　　D. 氧化镁、碳酸镁
   E. 十二烷基硫酸钠

16. 填充麻醉、毒性药物时所使用的稀释剂是（　　　）
17. 挥发油在填充时所用的吸附剂是（　　　）
18. 聚集性较强的药粉和易吸湿的药物，压成小圆柱前应加的黏合剂是（　　　）

[19~22]
   A. 增塑　　　　　B. 遮光　　　　　C. 防腐　　　　　D. 抗氧化
   E. 助悬

19. 软胶囊填充物中加入聚乙二醇的作用是（　　　）
20. 软胶囊囊材中加入二氧化钛的作用是（　　　）
21. 软胶囊囊材中加入甘油的作用是（　　　）
22. 软胶囊囊材中加入尼泊金类的作用是（　　　）

[23~26]
   A. 甘油　　　　　B. 尼泊金类　　　C. 二氧化钛　　　D. 琼脂
   E. 胭脂红

23. 硬胶囊壳生产中常用的防腐剂是（　　　）
24. 硬胶囊壳生产中常用的增塑剂是（　　　）
25. 硬胶囊壳生产中常用的遮光剂是（　　　）
26. 硬胶囊壳生产中常用的增稠剂是（　　　）

[27~30]
   A. 硬胶囊　　　　B. 软胶囊　　　　C. 肠溶胶囊　　　D. 明胶
   E. 空胶囊

27. 胶囊剂生产中囊材的主要原料是（　　　）
28. 药物细粉或颗粒充填于空胶囊中制成的药剂是（　　　）
29. 药物加辅料密封于软质囊材中制成的药剂是（　　　）
30. 囊壳不溶于胃液但能在肠液中崩解的是（　　　）

[31~34]
   A. 硬胶囊剂　　　B. 肠溶胶囊剂　　C. 微囊　　　　　D. 微型包囊
   E. 胶丸剂

31. 用高分子材料将药物包裹成一种微小囊状物的技术称为（　　　）

32. 由上下两节套合，填入固体药物者称为（　　）

33. 药粉微粒或药液微滴被包于高分子材料中，制成直径为 $1\sim5000\mu m$ 的胶囊称为（　　）

34. 在胃中不溶，仅在肠中溶化崩解的制剂称为（　　）

【X 型题】

35. 采用滴制法制备软胶囊时，影响其质量的因素主要包括（　　）
    A. 明胶液的处方组成比例　　　　　　B. 胶液的黏度
    C. 药液、胶液及冷凝液的密度　　　　D. 胶液、药液及冷凝液的温度
    E. 软胶囊的干燥温度

36. 影响固体药物基质吸附率的因素有（　　）
    A. 固体颗粒的大小　　　　　　　　　B. 形状
    C. 物理状态　　　　　　　　　　　　D. 密度、含水量
    E. 亲油性或亲水性

37. 胶囊剂的质量要求有（　　）
    A. 外观整洁、无异臭　　　　　　　　B. 内容物不检查水分
    C. 装量差异、崩解时限合格　　　　　D. 药物水分检查符合规定
    E. 微生物检查合格

38. 关于软胶囊内填充的药物叙述正确的有（　　）
    A. 充填的最好是油类或混悬液
    B. 制成的混悬液必须具有与液体相同的流动性
    C. 所含固体药粉应过四号筛
    D. 混悬液中常用聚乙二醇为助悬剂
    E. 所有的液体药物均可充填

39. 下列关于硬胶囊壳叙述错误的是（　　）
    A. 胶囊壳主要由明胶组成
    B. 制囊壳时胶液中应加入抑菌剂
    C. 制囊壳时明胶液中常加入甘油，以增加弹性
    D. 加入二氧化钛使囊壳易于识别
    E. 囊壳编号越大，其容量越大

40. 下列关于药物填充硬胶囊前处理方法叙述正确的是（　　）
    A. 填充物料制成粉状或颗粒状
    B. 根据物料堆密度选择空胶囊的号数
    C. 毒性药和剂量小的药物应加稀释剂
    D. 挥发油等液体药物可直接填充
    E. 剂量大的药物可提取浓缩干燥后填充

41. 空胶囊常加入的附加剂有（　　）
    A. 增塑剂　　　　　　B. 增稠剂　　　　　　C. 着色剂　　　　　　D. 遮光剂

    E. 防腐剂

42. 下列不宜制成胶囊剂的有（　　　）

    A. 药物的水溶液　　　　　　　　　B. 药物的油溶液

    C. 药物的稀乙醇溶液　　　　　　　D. 刺激性强的药物

    E. 易风化的药物

43. 空胶囊壳的质量检查项目包括（　　　）

    A. 外观性状　　　B. 崩解时限　　　C. 干燥失重　　　D. 松紧度和脆碎度

    E. 重量差异

44. 硬胶囊剂填充的药物有（　　　）

    A. 药材提取物的均匀粉末

    B. 药材的细粉

    C. 药材提取物加辅料制成的颗粒

    D. 药材提取物加辅料制成的均匀粉末

    E. 药材提取物加药材细粉或辅料制成的颗粒

45. 胶囊剂的特点是（　　　）

    A. 外观光洁，便于服用　　　　　　B. 与片剂、丸剂相比崩解慢

    C. 药物填充于胶囊中，稳定性增加　D. 可掩盖药物的不良气味

    E. 可制成不同释药方式的制剂

46. 下列关于胶囊剂叙述错误的是（　　　）

    A. 胶囊剂外观光洁，且可掩盖药物的不良气味，便于服用

    B. 处方量大的中药可部分或全部提取制成稠膏后直接填充

    C. 胶囊剂中填充的药物可以是粉末，也可以是颗粒

    D. 胶囊剂因其服用后在胃中局部浓度过高，特别适宜于儿科用药

    E. 易溶解、易风化、易潮解的药物可制成胶囊剂

47. 软胶囊的制备方法有（　　　）

    A. 泛制法　　　B. 塑制法　　　C. 滴制法　　　D. 压制法

    E. 融熔法

二、名词解释

1. 胶囊剂

2. 肠溶胶囊剂

3. 缓释胶囊剂

4. 控释胶囊剂

三、填空题

1. 制备硬胶囊主要是_____的选择和_____的填充。

2. 最常用的胶囊材料是_____。

3. 软胶囊的囊材弹性大小取决于_____的比例，三者比例为_____较为适宜。

4. 在包装前涂以_____，可有效防止胶丸的粘连。

5. 空心胶囊的规格目前有_____种，其应用较多的是_____号胶囊。

6. 制备软胶囊剂的方法有_____和_____。

7. 肠溶胶囊的囊壳不溶于_____，但可在_____中崩解而释放药物。

8. 在空心胶囊中加入甘油、羧甲纤维素钠的目的是增加囊壳的_____和可塑性。

9. 湿度和温度对胶囊剂的稳定性影响很大，故胶囊剂应贮藏于_____，但不宜_____。

10. 空心胶囊是以_____为主要原料制成的。

11. 按囊材性质可将胶囊剂分为_____、_____和_____。

四、简答题

1. 简述胶囊剂的含义及分类。
2. 简述空胶囊组成中各物质所起的作用。
3. 简述胶囊剂的优点。

五、论述题

1. 试述硬胶囊剂所填充的中药材的处理方法。
2. 试述硬胶囊剂填充药物时应该注意的问题。

参 考 答 案

一、选择题

【A 型题】

1. D　2. A　3. A　4. D　5. B　6. E　7. C　8. E　9. E　10. C　11. C　12. D　13. B　14. A　15. D

【B 型题】

16. C　17. B　18. A　19. E　20. B　21. A　22. C　23. B　24. A　25. C　26. D　27. D　28. A　29. B　30. C　31. D　32. A　33. C　34. B

【X 型题】

35. ABCDE　36. ABDE　37. ACDE　38. ABD　39. DE　40. ABCE　41. ABCDE　42. ACDE　43. ABCD　44. ABCDE　45. ACDE　46. BDE　47. CD

二、名词解释

1. 胶囊剂系指将饮片用适宜的方法加工后，加入适宜的辅料填充于空心胶囊或密封于软质囊材中制成的制剂。

2. 肠溶胶囊剂系指不溶于胃液，但能在肠液中崩解或释放药物的胶囊剂。

3. 缓释胶囊剂系指在规定的释放介质中缓慢地非恒速释放药物的胶囊剂。

4. 控释胶囊剂系指在规定的释放介质中缓慢地恒速释放药物的胶囊剂。

三、填空题

1. 空心胶囊　　药物

2. 明胶

3. 明胶、甘油和水　　1：(0.4~0.6)：1

4. 液状石蜡

5. 8　　0~3

6. 压制法　　滴制法

7. 胃液　　肠液

8. 坚韧性

9. 阴凉干燥处　　过分干燥

10. 明胶

11. 硬胶囊剂　　软胶囊剂　　肠溶胶囊剂

四、简答题

1. 胶囊剂系指将饮片用适宜的方法加工后，加入适宜的辅料填充于空心胶囊或密封于软质囊材中制成的制剂。可分为硬胶囊剂、软胶囊剂、肠溶胶囊剂、缓释胶囊剂、控释胶囊剂等。

2. ①增塑剂，如甘油可增加胶囊的韧性及弹性，羧甲基纤维素钠可增加明胶液的黏度及其可塑性；②增稠剂，如琼脂可增加胶液的胶冻力；③遮光剂，如二氧化钛可防止光对药物的氧化；④着色剂，如柠檬黄、胭脂红可使胶囊美观，便于识别；⑤防腐剂，如尼泊金类可防止胶液在制备胶囊的过程中发生霉变；⑥芳香性矫味剂，如乙基香草醛可调整胶囊剂的口感。

3. ①外表光洁、美观，可掩盖药物的苦味和不良臭味，便于服用，提高患者的顺应性；②与片剂、丸剂相比较，崩解快，释药迅速，生物利用度高；③能提高药物的稳定性，胶囊壳能保护药物不受空气、湿气和光线的影响，增加对光敏感或对湿、热不稳定药物的稳定性；④可弥补其他固体剂型的不足，某些含油量高的药物或液态药物难以制成丸剂、片剂等，但可制成胶囊剂，如月见草油胶丸、大蒜油软胶囊等；⑤可制成不同释药速度和释药方式的胶囊，可定时定位释放或延缓释放药物；⑥携带、运输、贮存方便。

五、论述题

1. 硬胶囊所填充的中药材可根据中药的性质、用量及物料的流动性作不同处理。①剂量小的或细贵中药饮片可直接粉碎成细粉，过筛混匀后填充；②麻醉药、毒剧药细粉应选用适当的稀释剂稀释后再填充；③剂量大的饮片可部分或全部提取成稠膏，再与其余饮片细粉或适宜辅料混匀，经干燥、粉碎、过筛，混匀后再填充；④挥发油应先用处方中其他药物细粉或用吸收剂吸收后再填充，或制成包合物或微囊使其固体化后再填充；⑤易引湿或混合后发生低共熔的药物可酌情加入适量的稀释剂混匀后再填充。

2. 硬胶囊剂填充药物时应注意的问题有：①在配料时适当增加药粉数量，以补足填充过程中的部分药粉损失（毒剧药、麻醉药不在此列）；②填充毒剧药、麻醉药等小剂量药物时，应先用适宜的稀释剂稀释后再行填充；③易吸湿或混合后易产生低共熔现象的药物，可视情况分别加入适量的稀释剂混合后再行填充；④填充量小而质地疏松的药物时，可加适量乙醇或液状石蜡混匀后再行填充；⑤中药浸膏粉应保持干燥，可添加适宜的辅料混匀后再行填充；⑥挥发油应先用吸收剂吸收后再填充，如为中药复方，可用方中粉性强的药物吸收挥发油。

第十一章 片 剂

习 题

一、选择题

【A 型题】

1. 片剂生产中制颗粒的目的是（　　）
   A. 减少片重差异　　　　　　　　　　B. 避免复方制剂中各成分间的配伍变化
   C. 避免片剂硬度不合格　　　　　　　D. 改善药物崩解性
   E. 改善药物溶出

2. 片剂辅料中常用的崩解剂有（　　）
   A. 低取代羟丙基纤维素　　　　　　　B. 乙基纤维素
   C. 滑石粉　　　　　　　　　　　　　D. 硬脂酸镁
   E. 淀粉浆

3. 下列物质中属黏合剂的有（　　）
   A. 氯仿　　　　　B. 水　　　　　C. 乙醇　　　　　D. 胶浆
   E. 有色糖浆

4. 按崩解时限检查法，普通片剂的崩解时间不宜超过（　　）
   A. 60min　　　　B. 40min　　　　C. 30min　　　　D. 15min
   E. 10min

5. 按崩解时限检查法，薄膜衣片的崩解时间不宜超过（　　）
   A. 20min　　　　B. 30min　　　　C. 50min　　　　D. 60min
   E. 70min

6. 按崩解时限检查法，浸膏片的崩解时间不宜超过（　　）
   A. 30min　　　　B. 60min　　　　C. 120min　　　　D. 90min
   E. 80min

7. 片剂辅料中，既能作填充剂，又能作黏合剂及崩解剂的是（　　）
   A. 淀粉　　　　B. 淀粉浆　　　　C. 糖粉　　　　D. 微晶纤维素
   E. 乙醇

8. 下列关于造成片剂崩解迟缓原因叙述不正确的是（　　　）
  A. 黏合剂用量过多   B. 黏合剂选用不当
  C. 疏水性润滑剂用量过多   D. 崩解剂加入方法不当
  E. 崩解剂选用不当

9. 不宜用粉末直接压片的药材是（　　　）
  A. 贵重药材   B. 含毒性成分的药材
  C. 含挥发性成分较多的药材 D. 含淀粉较多的药材
  E. 含纤维较多的药材

10. 关于片剂包衣目的叙述不正确的是（　　　）
  A. 增加药物稳定性   B. 改善片剂外观
  C. 掩盖药物不良臭味   D. 减少服药次数
  E. 便于识别

11. 片剂包糖衣的工序中，不加糖浆或胶浆的是（　　　）
  A. 隔离层 B. 粉衣层 C. 糖衣层 D. 有色糖衣层
  E. 打光

12. 在片剂中乳糖可作为（　　　）
  A. 润滑剂 B. 黏合剂 C. 稀释剂 D. 干燥黏合剂
  E. 崩解剂

13. 单冲压片机调节药片硬度时应调节（　　　）
  A. 下压力盘的高度   B. 上压力盘的位置
  C. 上冲下降的位置   D. 下冲上升的位置
  E. 上下冲同时调节

14. 单冲压片机调节药片片重时应调节（　　　）
  A. 下压力盘的高度   B. 上压力盘的位置
  C. 上冲下降的位置   D. 下冲下降的位置
  E. 上下冲同时调节

15. 湿法制粒压片时，润滑剂加入的时间是（　　　）
  A. 药物粉碎时   B. 加黏合剂或润湿剂时
  C. 颗粒整粒时   D. 颗粒干燥时
  E. 制颗粒时

16. 含有大量挥发油的药物制备片剂时，应选用的吸收剂是（　　　）
  A. 碳酸钙 B. 糖粉 C. 微晶纤维素 D. 淀粉
  E. 糊精

17. 用羧甲基淀粉钠作片剂的崩解剂，其作用机制主要是（　　　）
  A. 润湿作用 B. 膨胀作用 C. 溶解作用 D. 毛细管作用
  E. 产气作用

18. 泡腾崩解剂作用原理是（　　　）

A. 润湿作用 B. 膨胀作用 C. 溶解作用 D. 毛细管作用

E. 产气作用

19. 交联羧甲基纤维素钠作崩解剂的作用原理是（　　）

A. 润湿作用 B. 膨胀作用 C. 溶解作用 D. 毛细管作用

E. 产气作用

20. 属于水溶性润滑剂的是（　　）

A. 水 B. 乙醇 C. 聚乙二醇 D. 淀粉

E. 滑石粉

21. 属于疏水性润滑剂的是（　　）

A. 水 B. 乙醇 C. 聚乙二醇 D. 淀粉

E. 滑石粉

22. 属于水溶性润滑剂的是（　　）

A. 水   B. 乙醇

C. 十二烷基硫酸镁 D. 淀粉

E. 硬脂酸镁

23. 可用作片剂肠溶衣物料的是（　　）

A. 淀粉   B. 乙醇

C. 羧甲基纤维素钠 D. 丙烯酸树脂Ⅳ号

E. 丙烯酸树脂Ⅲ号

24. 银翘解毒片属于（　　）

A. 提纯片 B. 全粉末片 C. 全浸膏片 D. 半浸膏片

E. 以上均非

25. 淫羊藿片（心神宁片）属于（　　）

A. 提纯片 B. 全粉末片 C. 全浸膏片 D. 半浸膏片

E. 以上均非

【B 型题】

[26~30]

A. 吸收剂 B. 助流剂 C. 崩解剂 D. 润湿剂

E. 黏合剂

26. 表面活性剂在片剂生产中作（　　）

27. 碳酸氢钠与酒石酸在片剂生产中作（　　）

28. 淀粉浆在片剂生产中作（　　）

29. 淀粉在片剂生产中作（　　）

30. 滑石粉在片剂生产中作（　　）

[31~35]

A. 包衣片 B. 提纯片 C. 全粉末片 D. 半浸膏片

E. 全浸膏片

31. 淫羊藿片为 （   ）

32. 蒲公英片为 （   ）

33. 盐酸黄连素片为 （   ）

34. 罗通定片为 （   ）

35. 蒲公英薄膜片为 （   ）

[36 ~ 40]

    A. 打光　　　　　　B. 糖衣层　　　　　C. 有色糖衣层　　　D. 粉衣层

    E. 隔离层

36. 含有引湿性、易溶性或酸性药物的片剂需包 （   ）

37. 使片剂表面坚实光亮，且有防潮作用的是 （   ）

38. 川蜡在糖衣片中用于包 （   ）

39. 不包隔离层的可直接包 （   ）

40. 使片剂美观，便于识别的是 （   ）

[41 ~ 45]

    A. 通过改善颗粒的润湿性促进崩解　　B. 酶解作用

    C. 产气作用　　　　　　　　　　　　D. 膨胀作用

    E. 毛细管作用

41. 干淀粉在片剂中的崩解作用主要是 （   ）

42. 碳酸氢钠与枸橼酸的崩解原理是 （   ）

43. 羧甲基淀粉钠的崩解原理是 （   ）

44. 表面活性剂的崩解原理是 （   ）

45. 低取代羟丙基纤维素的崩解原理是 （   ）

【X型题】

46. 片剂包衣的目的是 （   ）

    A. 改善外观　　　B. 控制溶散　　　　C. 掩盖不良臭味　　D. 提高稳定性

    E. 利于识别

47. 造成片剂裂片的因素有 （   ）

    A. 压片时车速过快　　　　　　　　B. 药物失去过多结晶水

    C. 制粒时加黏合剂过多　　　　　　D. 细粉过多

    E. 颗粒中油脂类成分过多

48. 片剂崩解剂包括 （   ）

    A. 交联羧甲基淀粉钠　　　　　　　B. 泡腾崩解剂

    C. 表面活性剂　　　　　　　　　　D. 羧甲基淀粉钠

    E. 干淀粉

49. 常用的助流剂有 （   ）

    A. 淀粉　　　　　B. 硬脂酸镁　　　　C. 滑石粉　　　　　D. 液状石蜡

    E. 微粉硅胶

50. 片剂包衣的种类有（　　　）

    A. 半肠溶衣　　　　B. 肠溶衣　　　　C. 糖衣　　　　D. 薄膜衣

    E. 半薄膜衣

51. 糖衣片的包衣方法有（　　　）

    A. 悬浮包衣法　　　B. 锅包衣法　　　C. 沸腾包衣法　　D. 压制包衣法

    E. 滚转包衣法

52. 需进行溶出度检查的片剂是（　　　）

    A. 口服控释药物　　　　　　　　B. 口服缓释药物

    C. 剂量小，药效强的药物　　　　D. 难溶性药物

    E. 副作用大的药物

53. 药典规定需进行溶出度测定的药物包括（　　　）

    A. 所有药物　　　　　　　　　　B. 含有在消化液中难溶的药物

    C. 与其他成分容易相互作用的药物　　D. 在久贮后易变为难溶性的药物

    E. 剂量小、药效强、副作用大的药物

54. 中药或化学药物制剂中，不得检出的细菌是（　　　）

    A. 霉菌　　　　　　B. 杂菌　　　　C. 活螨及螨卵　　D. 致病菌

    E. 大肠杆菌

55. 包衣片衣膜物理性质评价包括（　　　）

    A. 残存溶剂检查　　　　　　　　B. 冲击强度试验

    C. 被覆强度的测定　　　　　　　D. 耐温耐水试验

    E. 外观检查

二、名词解释

1. 中药片剂

2. 溶出度

3. 崩解剂

4. 润滑剂

5. 润湿剂

6. 黏合剂

7. 糖衣

8. 肠溶衣片

9. 薄膜衣

10. 全浸膏片

11. 全粉末片

12. 半浸膏片

13. 提纯片

14. 微囊片

15. 崩解时限
16. 黏冲
17. 裂片
18. 粉末直接压片
19. 流化床包衣法
20. 泡罩式包装

三、填空题

1. 中药片剂按原料特性分为_____、_____、_____、_____四种类型。

2. 片剂常用填充剂有_____、_____、_____、_____、_____、_____。

3. 常用的润湿剂与黏合剂有_____、_____、_____、_____、_____、_____。

4. 常用崩解剂有_____、_____、_____、_____、_____。

5. 常用的水溶性润滑剂有_____、_____；常用的疏水性润滑剂有_____、_____、_____；常用的助流剂有_____、_____。

6. 包衣锅一般与水平面成_____，一般大小的锅常用转速为每分钟_____转；包衣锅的鼓风装置有两种，一种吹_____，另一种吹_____；包衣锅还可用于_____制备丸剂。

7. 用包衣机包糖衣的步骤一般包括_____、_____、_____、_____、_____。

8. 糖浆的浓度一般为_____。

9. 对于_____、_____、_____等类药物，包衣时应先包隔离层。

10. 口服片剂主要分为_____、_____、_____、_____。

11. 口腔用片剂主要包括_____、_____、_____。

12. 片剂辅料一般包括_____、_____、_____、_____。

13. 对_____的药物，宜选用的压片法包括_____、_____、_____。

14. 维生素 B_1 片每片应含维生素 B_1 0.01g，经测定干颗粒中含维生素 B_1 为 13.36%，则每片的片重为_____。

四、是非题

1. 肠溶衣片要求在37℃人工胃液中1小时内崩解或溶解。（　　）
2. 虫胶俗称洋干漆，是肠溶衣料。（　　）
3. 包糖衣层时的干燥温度应在60℃以下。（　　）
4. 目前常用的着色剂有水溶性、水不溶性和色淀三类。（　　）

5. 包糖衣时最常用的打光剂是四川米心蜡。（　　）

6. 片剂制颗粒时，对于剂量小的贵重药可将中药全部粉碎制粒。（　　）

7. 氯化钾控释片属长效片。（　　）

8. 滑石粉是最常用的稀释剂，也可作为吸收剂和崩解剂。（　　）

9. 片剂处方中含有的熟地黄、大枣，可直接粉碎成细粉以制备软材。（　　）

10. 制备颗粒时，可用 12～20 目筛网整粒。（　　）

五、简答题

1. 简述湿法制粒压片的工艺流程。

2. 简述松片产生的原因及预防方法。

六、论述题

1. 填充剂、崩解剂、润滑剂在片剂生产中起什么作用？

2. 哪些情况下片剂需要包衣？有哪几种包衣方法？

3. 详述滚转包衣法包衣的工艺过程。

参 考 答 案

一、选择题

【A 型题】

1. A　2. A　3. D　4. C　5. D　6. B　7. A　8. C　9. E　10. D　11. E　12. C　13. C　14. D　15. C　16. A　17. B　18. E　19. B　20. C　21. E　22. C　23. E　24. D　25. C

【B 型题】

26. C　27. C　28. E　29. A　30. B　31. E　32. D　33. B　34. C　35. A　36. E　37. B　38. A　39. D　40. C　41. E　42. C　43. D　44. A　45. D

【A 型题】

46. ABCDE　47. ABDE　48. ABCDE　49. BCE　50. BCDE　51. BDE　52. ABCDE　53. BCDE　54. CDE　55. ABCDE

二、名词解释

1. 中药片剂是指药材提取物、药材提取物加药材细粉或药材细粉与适宜的辅料混匀压制成的圆片状或异形片状的剂型。

2. 溶出度是指药物在规定的介质中从片剂或胶囊中溶出的速度和程度。

3. 崩解剂是指加入片剂中能促使片剂在胃肠液中迅速崩解成小粒子的辅料。

4. 润滑剂是指在干燥的颗粒中加入能使压片时顺利加料和出片，减少黏冲及降低颗粒与颗粒、药片与模孔壁之间摩擦力，并使片剂表面光滑美观的物质。

5. 润湿剂是指本身无黏性，但可润湿药粉，启发药物自身黏性的液体物质。

6. 黏合剂是指本身具有黏性，能使药物黏结成颗粒而便于压片的赋形剂。

7. 糖衣是指以蔗糖为主要包衣材料的包衣。

8. 肠溶衣片是指在 37℃人工胃液中 2 小时以内不崩解或溶解，洗净后在人工肠液中 1 小时以内完全崩解或溶解，并释放出药物的包衣片。

9. 薄膜衣是指在片心之外包上一层比较稳定的聚合物衣料，由于膜层较薄，故称薄膜衣。

10. 全浸膏片是指药材加适当的溶剂和采用适当的方法提取制得浸膏，以全量浸膏制成的片剂。

11. 全粉末片是指处方中全部药材粉碎成细粉作为原料，并加适宜辅料制成的片剂。

12. 半浸膏片指处方中部分药材细粉加稠浸膏混合制成的片剂。

13. 提纯片是指处方中药材经过提取得到单体或有效部位，以此提纯物细粉作为原料，并加适宜辅料制成的片剂。

14. 微囊片是指固体或液体药物利用微囊化工艺制成干燥的粉粒，经压制而成的片剂。

15. 崩解时限是指片剂在规定的液体介质中溶化或崩解到小于 2mm 大小的碎粒所需的时间。

16. 黏冲是指压片时，冲头和模圈上黏有细粉，使片剂表面不光或有凹痕，冲头上刻有文字或模线者尤易发生黏冲现象。

17. 裂片是指片剂受到振动或经放置后，表面出现裂缝或脱落的现象。

18. 粉末直接压片是指药物细粉与适宜辅料混合后，不经制粒而直接压片的方法。

19. 流化床包衣法是将片心置于流化床中，借急速上升的热空气流使片剂悬浮于空气中，上下翻动使呈良好沸腾状态；另将包衣液喷入流化室并雾化，使片剂的表面黏附一层包衣液，继续通热气流使其干燥，如法包若干层，直至达到规定要求。

20. 泡罩式包装是用无毒铝箔和无毒聚氯乙烯硬片在平板泡罩式或吸泡式包装机上，经热压形成的泡罩式包装。铝箔为背层材料，背面上可印药名等说明；聚氯乙烯为泡罩，透明、坚硬、美观。

三、填空题

1. 提纯片　　全浸膏片　　半浸膏片　　全粉末片

2. 淀粉　　糊精　　乳糖　　糖粉　　硫酸钙　　微晶纤维素

3. 蒸馏水　　乙醇　　淀粉浆　　糖粉　　胶浆　　糊精　　纤维素及其衍生物

4. 干淀粉　　交联羧甲基纤维素钠　　羧甲基淀粉钠　　低取代羟丙基纤维素泡腾崩解剂　　表面活性剂

5. 聚乙二醇　　十二烷基硫酸镁　　硬脂酸镁　　滑石粉　　氢化植物油

微粉硅胶　　氢氧化铝凝胶

6. 30°~40°　　20~40　　冷风　　热风　　泛制法

7. 包隔离层　　包粉衣层　　包糖衣层　　包有色糖衣层　　打光

8. 65%~75%（g/g）

9. 酸性　　水溶性　　引湿性

10. 普通压制片　　多层片　　包衣片　　泡腾片　　咀嚼片　　分散片　　长效片

11. 口含片　　舌下片　　口腔贴片

12. 稀释剂与吸收剂　　润湿剂与黏合剂　　崩解剂　　润滑剂

13. 某些对湿热不稳定　　粉末直接压片法　　结晶直接压片法　　干法制粒压片法

14. 0.075g

四、是非题

1. ×　2. √　3. ×　4. √　5. √　6. √　7. √　8. ×　9. ×　10. √

五、简答题

1. 对于不能直接压片，且遇湿热不起变化的药物，一般采用湿法制颗粒压片法，其制备工艺流程如下：

主药 { 中药材 —鉴别、洁净 粉碎、提取→ { 全部粉末　部分粉末加稠浸膏　全浸膏　提纯物 } —加辅料→ 混合 —润湿剂 或黏合剂→ 制软材 →

制颗粒 —→ 干燥 —质检→ 整粒 —润湿剂（崩解剂）→ 压片（包衣）—→ 质量检验 —→ 包装

2. 松片主要是硬度不符合要求，在包装、运输等过程中出现破碎或被磨损等现象，其原因及预防方法为：

（1）颗粒中含水量不足，完全干燥的颗粒有较大的弹性变形，所压成的片剂硬度较差；过多的水分也会降低硬度。故每一种颗粒应控制最适当含水量。

（2）片剂原料中细粉比例过大、纤维过多，含动物角质类、皮类过多，原料缺乏黏性又有弹性，致使颗粒松散不易压片；原料含矿石类药量较多，黏性差；颗粒质地疏松、流动性差，常使颗粒填入模孔量不足而产生松片。制片时可将原料粉碎并过六号筛，再选用黏性较强的黏合剂，如明胶、糖浆等制粒。

（3）原料中含较多的油类有效成分，如挥发油、脂肪油等，减弱了颗粒间的黏合力，易引起松片。可加适当吸收剂，也可采用微囊化或制成包合物等。

（4）制粒中乙醇浓度过高；或润滑剂和黏合剂不适，颗粒质松粉多；或熬制浸膏时温度控制不好，致使部分浸膏炭化，降低了黏性；或浸膏粉碎不细，表面积小，黏性小。可使粉料、稠膏与黏合剂趁热均匀混合，以增加软材及颗粒黏性，提高硬度。

（5）冲头不符合规格。冲头长短不齐，片剂受压力不均；下冲使用日久，不能灵活下降。应调换冲头。

六、论述题

1.（1）填充剂：稀释剂与吸收剂又称填充剂，其主要用途是增加片剂的重量和体积。为了应用和生产的方便，片剂的直径一般不小于 6mm，片重一般多在 100mg 以上，所以当药物的剂量小于 100mg 时，制片困难。另外，当中药片剂中含浸膏量多或浸膏黏性太大时，均需加稀释剂以便于压片。若原料药中含有较多挥发油、脂肪油或其他液体时，则需先加适量吸收剂吸收，然后再行制片。常用的填充剂有以下几种。

① 淀粉：本品为白色细微粉末，属多糖类，由直链淀粉和支链淀粉组成，不溶于冷水和乙醇，在空气中很稳定，与大多数药物不起作用，但在水中加热到 62℃ ~72℃时糊化。淀粉吸湿而不潮解，遇水膨胀，遇酸或碱在潮湿或加热情况下可逐渐水解而失去膨胀作用。其水解产物为还原糖，在用还原法测定主药含量时，对测定结果有干扰作用。淀粉的种类较多，以玉米淀粉最为常用，具有色洁白、吸湿性弱、来源广、价廉等优点。淀粉为最常用的稀释剂，也可作为吸收剂和崩解剂使用。

② 糊精：糊精为淀粉水解的中间产物，为黄色或微黄色粉末，适用于某些不宜用淀粉作填充剂的药物。糊精因水解程度不同而有若干规格，其黏度也不同。本品在冷水中溶解缓慢，而在热水中较易溶解，在乙醇中不溶。糊精有特殊不良臭味，故无芳香性药物的口含片宜少用。糊精作为片剂的填充剂兼有黏合剂作用，如用量超过 50% 时，不宜再用淀粉浆作黏合剂，可用 40% ~50% 稀醇作润湿剂，即能制得硬度适宜的颗粒。对主药含量极少的片剂使用糊精作填充剂时，影响主药提取，对含量测定有干扰。

（2）崩解剂：崩解剂是指加入能促使片剂在胃肠液中迅速崩解成小粒子的辅料。由于药物被较大压力压成片剂后孔隙率很小、结合力很强，即使在水中易溶解的药物被压成片剂后，其在水中的溶解和崩解也需要一定的时间。因此，片剂中难溶于水的药物溶出速度便成为体内药物吸收速度的限制因素。而片剂的崩解一般是片剂溶出的第一步，为使片剂能迅速发挥药效，除需要药物缓慢释放的口含片、舌下片、植入片、长效片等外，一般均需加入崩解剂。崩解剂多为亲水性物质，有良好的膨胀性和吸水性。

① 干淀粉：干淀粉是毛细管形成剂，是亲水性物质，可增加孔隙率而改善片剂的渗水性。淀粉在片剂中起崩解作用，主要是由于其毛细管吸水作用和本身吸水膨胀作用。本品为最常用的崩解剂，主要用玉米淀粉，用量一般为配方总量的 5% ~20%，用前以 100℃ 干燥 1 小时。本品较适用于不溶性或微溶性药物的片剂，对易溶性药物的片剂作用较差。淀粉作片剂崩解剂也有缺点，如淀粉的可压性较差，用量多时会影响片剂的硬度；淀粉的流动性不好，外加淀粉过多会影响颗粒的流动性。

② 交联羧甲基纤维素钠（CCNa）：本品为水溶性纤维素的醚，为白色或灰白色粉末，具有较大吸湿性。但由于交联链的存在，其在水中膨胀而不溶解，与淀粉合用反而降低其效果。

（3）润滑剂：压片时为了能顺利加料和出片，减少黏冲及降低颗粒与颗粒、药片与模孔壁之间的摩擦力，并使片剂表面光滑美观，在干燥的颗粒中加入适当的润滑剂，然后再进行压片。按其作用不同，可分为三类。

① 助流剂：在压片前加入，主要用于增加颗粒流动性，改善颗粒的填充状态，使颗粒能迅速、均匀填充入压片机中，从而保证片重差异符合要求。

② 抗黏着剂：用于减轻药料对冲模的黏附作用。

③ 润滑剂：用于降低颗粒间以及颗粒与模孔和冲头间的摩擦力，改善力的传递和分布。一般将具有上述任何一种作用的辅料统称为润滑剂，润滑剂必须是极细粉。常用的润滑有硬脂酸、硬脂酸钙、硬脂酸镁和十二烷基硫酸镁等。

2. （1）片剂需要包衣的情况有：①掩盖药物的不良臭味；②防潮、避光、隔绝空气以增加药物稳定性；③控制药物的释放部位，在胃液中易因酸性或胃酶而破坏的药物可包肠溶衣，有些对胃有刺激性的药物（如某些强电解质），以及可引起呕吐的药物（如吐根碱等）都应包肠溶液衣；④控制药物的释放速度，以达长效；⑤将有配伍禁忌的药物分开，可将一种药物压成片心，片心外包隔离层后，再将另一种药物加于包衣材料中包在隔离层外，也可将两种发生反应的药物分别制粒，包衣后混合压片，以减少接触机会；⑥改善片剂的外观。

（2）包衣的方法有以下几种。

① 滚转包衣法：采用包衣机包衣是常用的方法。包衣机一般由莲蓬形或荸荠形的包衣锅、动力部分、加热器、鼓风机和吸尘设备组成。包衣锅的转速、温度、倾斜度和风量均可随意调节，包衣锅的轴要求与水平面有一定的倾斜度（30°～40°），使片心在锅内能最大幅度地上下翻滚，有利于包衣材料均匀地分布于片剂表面；包衣锅的转速直接影响包衣效率，一般认为以 20～40r/min 为宜；包衣锅上的加热设备可加速水分蒸发，包衣锅的加热装置是在包衣锅下面装一电炉直火加热；包衣的鼓风装置一般有两种，一种吹冷风，另一种吹热风，吹风干燥大都用鼓风机，空气通过热源可成为热风，冷热吹风可加速衣层的干燥，温度和风量视需要调节；包衣锅上方还装有吸尘罩，以加速水蒸气的排出和吸除粉尘，有利于加速干燥和劳动保护。

② 埋管式包衣法：当用水为分散介质包薄膜衣时可用此法，以加速水的蒸发。在普通包衣锅底部装有通入包衣液、压缩空气和热空气的埋管，该管插入包衣锅的片床中，包衣液经泵打出雾化直接喷洒在片剂上。压缩空气与包衣液同时从埋管喷出，穿透整个片床进行干燥，湿空气进入排出口，经集尘滤过器滤过后排出。埋管式包衣法也可用于包糖衣，但喷雾雾粒相对较粗，同时必须达到片面润湿，否则未被吸收的雾粒干燥后会析出结晶，可使片面粗糙。此法实现了连续包衣，节省了包衣时间，避免了尘土飞扬，适合于大量生产。

③ 干压包衣法：干压包衣系指将包衣材料制成干颗粒，利用特殊的干压包衣机把包衣材料的干颗粒压在片心的外面，形成一层干燥衣。干压包衣设备有两种类型：一种是压片与包衣在不同机器中进行；另一种是二者在同一机器上进行，由一台压片机和一台包衣机组成联合式干压包衣机，压出的片心自模孔抛出时立即送进包衣锅内包衣。该法采用了自动控制装置，大大减少了空衣片和衣膜上下不等厚等现象。

④ 流化床包衣法：将片心置于流化床中，借急速上升的热空气流使片剂悬浮于空气中，上下翻动使其呈良好的沸腾状态。另将包衣液喷入流化室并雾化，使片剂的表面黏附一层包衣液，继续通热气流使其干燥，如法包若干层，达到规定要求即可。

3. 包糖衣工序是用滚转包衣法包糖衣，一般分为包隔离层、包粉衣层、包糖衣层、包有色糖衣层、打光等步骤。

（1）隔离层：一般片剂不需要包隔离层，但由具有酸性、水溶性及引湿性的药物制成的片心均需要包隔离层，其目的是避免包糖衣层时糖浆被酸性药物水解和糖浆中的水分被片心吸收；隔离层还能增加片剂硬度。操作时将药片置于包衣锅内转动，加入适宜温度的胶浆使均匀黏附在片面上，并加入少量滑石粉防止药片相互粘连或黏附在包衣锅上，吹 40℃ ~50℃ 热风干燥后重复操作。操作时应注意，待每层干燥后再包下一层，一般包 3 ~5 层。

（2）粉衣层：在隔离层的基础上，用糖浆和滑石粉包衣，使粉衣层迅速增厚，直至片心的棱角被完全包没为止。一般需包 15 ~18 层，控制温度在 40℃ ~55℃。

（3）糖衣层：用浓糖浆为包衣料。当糖浆受热时，在片心表面缓慢干燥，形成细腻且坚实的薄膜。操作方法与包粉衣层相同，但不加粉料，加热温度控制在 40℃ 以下，一般包 15 ~18 层。

（4）有色糖衣层：用带颜色的糖浆为包衣料，目的是使片剂美观、便于识别，加入二氧化钛还可起到遮光作用。一般在包最后数层糖衣时使用色浆，色浆颜色应由浅入深，并注意层层干燥。

（5）打光：用川蜡细粉作打光剂，目的是使糖衣片表面光亮美观，兼有防潮作用。操作在室温下进行，蜡粉用量一般以每万片不超过 3 ~5g 为宜。

第十二章 丸 剂

习 题

一、选择题

【A 型题】

1. 下列关于丸剂特点叙述错误的是 （　　）

　　A. 适用于慢性病　　　　　　　　　B. 为重要的传统中药剂型

　　C. 溶散、释放药物快　　　　　　　D. 操作不当易影响溶散、崩解

　　E. 成品难符合药品卫生标准

2. 丸剂中疗效发挥最快的剂型是 （　　）

　　A. 水丸　　　　　B. 蜜丸　　　　　C. 糊丸　　　　　D. 蜡丸

　　E. 滴丸

3. 下列关于水丸特点叙述不当的是 （　　）

　　A. 可掩盖不良气味　　　　　　　　B. 表面致密不易吸潮

　　C. 药物的均匀性及溶散时间不易控制　　D. 成品质量容易控制

　　E. 溶散、显效慢

4. 下列不适宜作为水丸赋形剂的是 （　　）

　　A. 蒸馏水　　　　B. 黄酒　　　　　C. 淀粉浆　　　　D. 米醋

　　E. 药汁

5. 下列水丸制备工艺流程正确的是 （　　）

　　A. 起模→泛制成型→盖面→干燥→选丸→包衣→打光→质检→包装

　　B. 起模→泛制成型→干燥→盖面→选丸→包衣→打光→质检→包装

　　C. 泛制成型→干燥→选丸→盖面→包衣→打光→质检→包装

　　D. 起模→泛制成型→盖面→选丸→干燥→包衣→打光→质检→包装

　　E. 泛制成型→盖面→干燥→选丸→包衣→打光→质检→包装

6. 制备防风通圣丸所用滑石粉的作用是 （　　）

　　A. 起模　　　　　B. 成型　　　　　C. 盖面　　　　　D. 包衣

　　E. 选丸

7. 水丸起模的操作过程是（　　　）

    A. 将药粉加入逐渐泛制成成品的过程

    B. 加润湿剂逐渐泛制的过程

    C. 将药粉制成直径 0.5～1mm 大小丸粒的过程

    D. 使丸粒表面光洁的过程

    E. 将成型的药丸进行筛选，除去大小不规则的丸粒的过程

8. 水丸盖面的目的是（　　　）

    A. 使丸粒增大　　　　　　　　　　B. 使丸粒表面光洁、致密、色泽均匀

    C. 使丸粒崩解时限延长　　　　　　D. 使丸粒崩解时限缩短

    E. 使丸粒含菌量降低

9. 下列关于蜜丸制备叙述错误的是（　　　）

    A. 药材经炮制粉碎成细粉后制丸

    B. 药材经提取浓缩后制丸

    C. 根据药粉性质选择适当的炼蜜程度

    D. 根据药粉性质选择适当的合药蜜温

    E. 炼蜜与药粉的比例一般是 1∶1～1∶1.5

10. 下列为"中蜜"炼制标准的是（　　　）

    A. 蜜温 105℃～115℃，含水量 17%～20%，相对密度 1.35

    B. 蜜温 114℃～116℃，含水量 18%，相对密度 1.35

    C. 蜜温 116℃～118℃，含水量 12%～16%，相对密度 1.37

    D. 蜜温 119℃～122℃，含水量 10%，相对密度 1.40

    E. 蜜温 126℃～128℃，含水量 4%～6%，相对密度 1.47

11. 下列关于炼蜜叙述不正确的是（　　　）

    A. 炼蜜时有嫩蜜、中蜜、老蜜三种规格

    B. 中蜜炼蜜温度为 116℃～118℃，并有"鱼眼泡"出现

    C. 老蜜的相对密度为 1.40

    D. 嫩蜜的相对密度是 1.37

    E. 炼蜜的目的是杀灭微生物，破坏酶，除杂质和增加黏性

12. 制大蜜丸炼蜜时，老蜜含水量是（　　　）

    A. <10%　　　　B. <12%　　　　C. 10%～12%　　　　D. 14%～16%

    E. <15%

13. 下列蜜丸的制备工艺流程叙述正确的为（　　　）

    A. 物料准备→制丸条→分粒及搓圆→整丸→质检→包装

    B. 物料准备→制丸块→搓丸→干燥→整丸→质检→包装

    C. 物料准备→制丸块→分粒→干燥→整丸→质检→包装

    D. 物料准备→制丸块→制丸条→分粒及搓圆→干燥→整丸→质检→包装

    E. 物料准备→制丸块→制丸条→分粒及搓圆→包装

14. 下列为手工制蜜丸润滑剂的是 （　　）

    A. 软肥皂与甘油的融合物　　　　　B. 蜂蜡与芝麻油的融合物

    C. 药用乙醇　　　　　　　　　　　D. 石蜡与芝麻油的融合物

    E. 蜂蜡与液状石蜡的融合物

15. 用塑制法制备水蜜丸，当药粉的黏性适中时，蜜与水的用量比例是 （　　）

    A. 蜜：水 =1：1　　　　　　　　　B. 蜜：水 =1：2

    C. 蜜：水 =1：3　　　　　　　　　D. 蜜：水 =1：4

    E. 蜜：水 =1：5

16. 下列关于浓缩丸叙述错误的是 （　　）

    A. 浓缩丸又称药膏丸

    B. 体积和服用剂量减小

    C. 与水丸比，浓缩丸卫生学检查更难达标

    D. 可以水、蜂蜜、蜜水为赋形剂制丸

    E. 吸潮性较强，包装时必须注意密封防潮

17. 2015 年版《中国药典》规定，大蜜丸、小蜜丸含水量不得超过 （　　）

    A. 8.0%　　　　B. 9.0%　　　　C. 10.0%　　　　D. 12.0%

    E. 15.0%

18. 在下列制剂中疗效发挥最快的剂型是 （　　）

    A. 水丸　　　　B. 蜜丸　　　　C. 滴丸　　　　D. 浓缩丸

    E. 糊丸

19. 在下列制剂中疗效发挥最慢的剂型是 （　　）

    A. 水丸　　　　B. 蜜丸　　　　C. 滴丸　　　　D. 浓缩丸

    E. 糊丸

20. 制备蜡丸时用的辅料为 （　　）

    A. 蜂蜡　　　　B. 石蜡　　　　C. 液状石蜡　　　　D. 川白蜡

    E. 地蜡

21. 下列丸剂中不能用泛制法制备的是 （　　）

    A. 水丸　　　　B. 蜜丸　　　　C. 水蜜丸　　　　D. 浓缩丸

    E. 糊丸

22. 下列不需要检查溶散时限或崩解时限的丸剂是 （　　）

    A. 水丸　　　　B. 小蜜丸　　　　C. 大蜜丸　　　　D. 浓缩丸

    E. 糊丸

23. 下列不需要进行水分检测的丸剂是 （　　）

    A. 水丸　　　　B. 蜜丸　　　　C. 浓缩水蜜丸　　　　D. 糊丸

    E. 蜡丸

24. 下列关于滴丸叙述错误的是 （　　）

    A. 由滴制法制成的一种球状固体制剂

    B. 难溶性药物以微细晶体存在于基质中

    C. 基质有水溶性和脂溶性之分

    D. 生物利用度高但剂量不准确

    E. 量大的液体药物可形成固态乳浊液存在于基质中

25. 滴丸制备中，固体药物在基质中的状态为 （　　　）

    A. 药物与基质形成络合物　　　　　　　B. 形成固态凝胶

    C. 形成固态乳浊液　　　　　　　　　　D. 形成固体溶液

    E. 形成微囊

26. 下列不影响滴丸圆整度的是 （　　　）

    A. 药物的重量　　　　　　　　　　　　B. 液滴的大小

    C. 冷凝液的温度　　　　　　　　　　　D. 液滴与冷凝液的密度差

    E. 液滴与冷凝液的亲和力

27. 下列对滴丸圆整度无影响的是 （　　　）

    A. 滴丸单粒重量　　　　　　　　　　　B. 滴管的长短

    C. 液滴与冷凝液的密度差　　　　　　　D. 液滴与冷凝液的亲和力

    E. 冷凝方式

28. 下列物质一般不作为滴丸冷凝液的是 （　　　）

    A. 液状石蜡　　　　B. 二甲基硅油　　　　C. 聚乙二醇　　　　D. 乙醇

    E. 水

29. 以水溶性强的基质制备滴丸时，应选用的冷凝液是 （　　　）

    A. 水　　　　　　　　　　　　　　　　B. 乙醇

    C. 液状石蜡与乙醇的混合物　　　　　　D. 煤油与乙醇的混合物

    E. 二甲基硅油

30. 下列滴丸冷凝液具备的条件不包括 （　　　）

    A. 不与主药发生作用　　　　　　　　　B. 对人体无害、不影响疗效

    C. 有适宜的黏度　　　　　　　　　　　D. 脂溶性强

    E. 有适宜的相对密度

【B 型题】

［31～34］

    A. 水　　　　　　　　B. 药汁　　　　　　　C. 蜜水　　　　　　　D. 醋

    E. 酒

31. 黏性较强的药粉泛丸宜选用 （　　　）

32. 黏性适中，无特殊要求的药粉泛丸宜用 （　　　）

33. 入肝经消癖止痛的处方泛丸宜用 （　　　）

34. 含有纤维性药材、新鲜药材的处方泛丸宜制成 （　　　）

［35～38］

    A. 泛制丸　　　　　　B. 塑制丸　　　　　　C. 滴制丸　　　　　　D. 浓缩丸

E. 压制丸

35. 药物细粉以适宜液体为黏合剂泛制成的小球形制剂称为（　　）

36. 药物提取物与基质用适宜方法混匀后，滴入不相混溶的冷凝液中，收缩冷凝成的制剂称为（　　）

37. 药物细粉以适宜黏合剂混合制成的丸块，经制丸机制成的丸剂称为（　　）

38. 药材或部分药材提取的浸膏，与适宜辅料或药物细粉以水、蜂蜜或蜜水为赋形剂制成的丸剂称为（　　）

[39~42]

　　A. 水丸　　　　B. 蜜丸　　　　C. 滴丸　　　　D. 糊丸

　　E. 蜡丸

39. 一般不含其他附加剂，实际含药量较高的剂型为（　　）

40. 溶散迟缓，可延缓药效的剂型为（　　）

41. 疗效迅速，生物利用度高的剂型为（　　）

42. 体内不溶散，仅缓缓释放药物的剂型为（　　）

[43~46]

　　A. 嫩蜜，温蜜和药　　　　　　B. 中蜜，温蜜和药

　　C. 中蜜，热蜜和药　　　　　　D. 老蜜，温蜜和药

　　E. 老蜜，热蜜和药

43. 处方中含较多粉性药材，黏性适中的药材，制蜜丸时宜用（　　）

44. 处方中树脂类、胶类药材所占比例较大，制蜜丸时宜用（　　）

45. 处方中矿物药、纤维性强的药物含量较大，制蜜丸时宜用（　　）

46. 处方中药粉黏性适中，但含有芳香挥发性药物，制蜜丸时宜用（　　）

[47~50]

　　A. 9.0%　　　　B. 10.0%　　　　C. 12.0%　　　　D. 15.0%

　　E. 16.0%

47. 2015 年版《中国药典》规定，大蜜丸含水量不得超过（　　）

48. 2015 年版《中国药典》规定，浓缩蜜丸含水量不得超过（　　）

49. 2015 年版《中国药典》规定，水丸含水量不得超过（　　）

50. 2015 年版《中国药典》规定，浓缩水蜜丸含水量不得超过（　　）

[51~54]

　　A. 泛制法　　B. 塑制法　　　　C. 泛制法或塑制法　D. 滴制法

　　E. 用蜂蜡塑制法

51. 制备滴丸可用（　　）

52. 制备水丸可用（　　）

53. 制备大蜜丸可用（　　）

54. 制备糊丸可用（　　）

[55~58]

    A. 嫩蜜   B. 中蜜   C. 老蜜   D. 蜂蜜

    E. 炼制蜜

55. 在炼制过程中出现"鱼眼泡"可判断为（   ）

56. 两指分开指间拉出长白丝可判断为（   ）

57. 可用于富含纤维及质地疏松的药粉制丸的为（   ）

58. 可杀死微生物，破坏酶的为（   ）

【X 型题】

59. 丸剂的特点是（   ）

    A. 溶散、释放药物缓慢   B. 多用于治疗慢性疾病

    C. 多用于病后调和气血   D. 为重要的传统中药剂型

    E. 成品易达药品卫生标准

60. 丸剂按制备方法可分为（   ）

    A. 泛制丸   B. 塑制丸   C. 蜜丸   D. 糊丸

    E. 滴制丸

61. 水丸的特点是（   ）

    A. 丸粒体积小，便于吞服   B. 易溶散，显效快

    C. 生产设备简单，操作简单   D. 分层泛制

    E. 可掩盖药物的不良气味

62. 水丸常用的赋形剂有（   ）

    A. 水   B. 药汁   C. 糖浆   D. 醋

    E. 酒

63. 制备水丸时用酒的目的是（   ）

    A. 降低泛制操作时药物的黏性   B. 良好的有机溶剂有助于一些成分溶出

    C. 引药上行增强活血散癖作用   D. 制成的丸剂易于干燥

    E. 有助于成品的卫生达标

64. 制备水丸时常需制成药汁的药物有（   ）

    A. 含淀粉量多的药物   B. 纤维性强的药物

    C. 树脂类药物   D. 乳汁、胆汁

    E. 鲜药材

65. 水丸起模应注意的是（   ）

    A. 起模用粉应选用黏性适宜的药粉

    B. 起模常用乙醇作为润湿剂

    C. 起模是将药粉制成 0.5~1mm 大小的丸粒

    D. 起模常用水作为润湿剂

    E. 起模用粉量应根据药粉的性质和丸粒的规格决定

66. 水丸成型操作中应注意的是（   ）

A. 加水量以丸粒表面润湿而不粘连为度

B. 加粉量以能被润湿的丸粒完全吸附为宜

C. 除在泛制过程中及时筛选外，在丸粒干燥后必须进一步选丸

D. 处方中若含芳香挥发性或刺激性较大的药粉，最好泛于丸粒中层

E. 含朱砂、硫黄等药物的丸剂不能用铜制锅泛丸

67. 制备蜜丸时炼蜜的目的为（　　　）

    A. 除去杂质　　　　B. 破坏酶类　　　　C. 杀死微生物　　　　D. 适当减少水分

    E. 增加黏合力

68. 含下列成分的药物制蜜丸时，需选择嫩蜜的是（　　　）

    A. 富含纤维　　　　B. 富含淀粉　　　　C. 富含糖类　　　　D. 富含脂肪

    E. 富含黏液质

69. 下列药物含量较多时，制蜜丸不应选择热蜜和药的是（　　　）

    A. 淡竹叶　　　　B. 石决明　　　　C. 乳香　　　　D. 阿胶

    E. 冰片

70. 下列关于蜜丸制备叙述正确的是（　　　）

    A. 药材粉碎成细粉，应过六号筛

    B. 机制、手工制蜜丸常用的润滑剂均为药用乙醇

    C. 蜜与药粉比例为 1∶1～1∶1.5

    D. 夏季用蜜量多，冬季用蜜量少

    E. 蜜丸不经干燥即可包装

71. 含毒剧药或刺激性药物宜制成（　　　）

    A. 水丸　　　　B. 浓缩丸　　　　C. 糊丸　　　　D. 蜡丸

    E. 滴丸

72. 制备蜜丸所用蜂蜜的质量规定主要为（　　　）

    A. 半透明、带光泽、浓稠的液体　　　　B. 气芳香、味极甜

    C. 相对密度不得低于 1.349（25℃时）　D. 含还原糖不得低于 64%

    E. 进行酸度检查

73. 下列丸剂中，可采用泛制法制备的是（　　　）

    A. 水丸　　　　B. 水蜜丸　　　　C. 糊丸　　　　D. 蜡丸

    E. 微丸

74. 除另有规定外，对丸剂含水量叙述正确的是（　　　）

    A. 水丸不得超过 12.0%　　　　　　　　B. 水蜜丸不得超过 12.0%

    C. 小蜜丸不得超过 15.0%　　　　　　　D. 浓缩水丸不得超过 9.0%

    E. 蜡丸不得超过 9.0%

75. 滴丸的特点有（　　　）

    A. 生物利用度高　　　　　　　　　　　B. 剂量准确

    C. 自动化程度高　　　　　　　　　　　D. 药物在基质中不易分散

E. 生产周期短

76. 滴丸制备过程中，影响滴丸圆整度的因素有（　　　）

    A. 液滴大小　　　　　　　　　　　　B. 液滴与冷凝液的密度差异大小

    C. 液滴与冷凝液之间的亲和力　　　　D. 是否采用梯度冷凝

    E. 滴管口与液滴之间的距离

77. 下列关于滴丸基质叙述正确的是（　　　）

    A. 与主药不相混溶　　　　　　　　　B. 与主药不发生化学反应

    C. 不影响主药的含量测定　　　　　　D. 对人体无害

    E. 熔化与凝固温度均较低

78. 对滴丸冷凝液的要求有（　　　）

    A. 熔点较低或加热至60℃～100℃能熔化成液体

    B. 不溶解主药与基质

    C. 有适当的黏度

    D. 不与主药和基质反应

    E. 与液滴相对密度差越大越好

79. 脂溶性基质滴丸选用的冷凝液为（　　　）

    A. 液状石蜡　　　　　　　　　　　　B. 水

    C. 不同浓度乙醇　　　　　　　　　　D. 液状石蜡与煤油的混合物

    E. 植物油

80. 常用的水丸盖面方法有（　　　）

    A. 干粉盖面　　　B. 粗粉盖面　　　　C. 淀粉盖面　　　　D. 清水盖面

    E. 清浆盖面

二、名词解释

1. 水丸

2. 蜜丸

3. 滴丸

4. 浓缩丸

5. 微丸

6. 糊丸

7. 蜡丸

三、填空题

1. 冠心苏合滴丸所采用的基质是_____。

2. 微丸是指直径小于_____的各类丸剂。

3. 丸剂的制备方法有泛制法、塑制法和_____。

4. 妇科通经丸中含有巴豆，为防止中毒反应，故制成_____丸。

5. 滴丸基质分水溶性基质和非水溶性基质，水溶性基质应选择_____冷凝液。

四、是非题

1. 制备水丸的关键操作是盖面加大成型，使丸粒表面光滑。（　　）

2. 检丸器的主要原理是利用丸粒的大小不同，使合格的丸粒与畸形的丸粒分开。（　　）

3. 重量为3g的蜜丸比9g的蜜丸小，故前者称之为小蜜丸。（　　）

4. 影响滴丸重量的主要因素是滴管口的半径。（　　）

5. 耳用滴丸可起到长效的作用。（　　）

6. 制备蜡丸时主要是利用蜂蜡本身的黏性而制丸。（　　）

7. 蜡丸是缓释制剂的一种。（　　）

五、简答题

1. 如何根据处方中药材的性质选用炼蜜？

2. 丸剂包衣的目的是什么？

3. 为什么滴丸与微丸是目前丸剂新药开发中首选的剂型？

六、论述题

简述制备水丸及蜜丸的工艺流程及其操作关键。

参 考 答 案

一、选择题

【A 型题】

1. C　2. E　3. D　4. C　5. A　6. D　7. C　8. B　9. B　10. C　11. D　12. A　13. D　14. B　15. 　16. C　17. E　18. C　19. E　20. A　21. B　22. C　23. E　24. D　25. D　26. A　27. B　28. C　29. E　30. D

【B 型题】

31. E　32. A　33. D　34. B　35. A　36. C　37. B　38. D　39. A　40. D　41. C　42. E　43. C　44. A　45. E　46. B　47. D　48. D　49. A　50. C　51. D　52. A　53. B　54. C　55. B　56. C　57. C　58. E

【X 型题】

59. ABCD　60. ABE　61. ABDE　62. ABDE　63. ABCDE　64. BCDE　65. ACDE　66. ABCDE　67. ABCDE　68. BCDE　69. CDE　70. AC　71. CD　72. ABCDE　73. CE　74. BCD　75. ABCD　76. ABCDE　77. BCDE　78. BCD　79. BC　80. ADE

二、名词解释

1. 水丸（水泛丸）系指药材细粉以水（或根据制法用黄酒、醋、稀药汁等）为黏合剂制成的丸剂。

2. 蜜丸系指药材细粉以蜂蜜为黏合剂制成的丸剂。

3. 滴丸系指固体或液体药物与基质加热熔化混匀后，滴入不相混溶的冷凝液中，收缩冷凝而制成的丸剂。

4. 浓缩丸系指药材或部分药材提取的清膏或浸膏，与适宜的辅料或药材细粉以水、蜂蜜或蜜水为黏合剂制成的丸剂。

5. 微丸系指直径小于 2.5mm 的各类丸剂。

6. 糊丸系指药材细粉用米糊或面糊等为黏合剂制成的丸剂。

7. 蜡丸系指药材细粉用蜂蜡为黏合剂制成的丸剂。

三、填空题

1. 聚乙二醇

2. 2.5mm

3. 滴制法

4. 蜡

5. 油溶性

四、是非题

1. ×　2. ×　3. ×　4. √　5. √　6. ×　7. √

五、简答题

1. 根据处方中药材的性质选用炼蜜的原则如下：

（1）处方中的药材黏性较强时，应选用嫩蜜。如含油脂、黏液质、胶质、糖类、淀粉、动物组织较多的药材。

（2）处方中的药材黏性适中时，应选用中蜜。多数药材如此。

（3）处方中的药材黏性较差时，应选用老蜜。如含矿物质或纤维质较多的药材。

2. 丸剂包衣的目的有：①增加药物的稳定性；②减少药物的刺激性；③控制丸剂的崩解度；④改变外观，便于识别。

3. 微丸与滴丸是丸剂新药开发中的首选剂型，是因为微丸与滴丸皆具有快速释放药物、生物利用度高的特点。因此，是目前丸剂新药开发中首选的剂型。

六、论述题

1. 水丸

（1）工艺流程：原料的准备→起模→成型→盖面→干燥→选丸→质量检查→包装。

（2）操作关键：水丸用泛制法制备，模子的形状直接影响成品的圆整度，模子的粒度差异和数目亦影响成型过程中筛选的次数、丸粒规格及药物含量的均匀度。

2. 蜜丸

（1）工艺流程：物料准备→制丸块→制丸条→分粒→搓圆→干燥→整丸→质检→包装。

（2）操作关键：蜜丸用塑制法制丸块，丸块软硬程度及黏稠度直接影响丸粒成型和丸粒贮存。

第十三章　注射剂与其他灭菌制剂

习　　题

一、选择题

【A 型题】

1. 注射剂按下列给药途径，不能添加抑菌剂的是（　　）

    A. 肌内注射　　　　B. 皮内注射　　　　C. 皮下注射　　　　D. 穴位注射

    E. 静脉注射

2. 供脊椎腔注射的注射剂 pH 值应为（　　）

    A. 酸性　　　　　　B. 偏酸性　　　　　C. 中性　　　　　　D. 偏碱性

    E. 碱性

3. 下列有关热原检查法叙述错误的为（　　）

    A. 法定检查方法为家兔致热试验和鲎试验法

    B. 鲎试验法比家兔试验法更灵敏

    C. 鲎试验法操作简单，结果迅速可靠

    D. 鲎试验法特别适用于生产过程中的热原控制

    E. 鲎试验法对一切内毒素均敏感，可代替家兔试验法

4. 注射用油的精制方法为（　　）

    A. 除臭→脱水→中和→脱色→灭菌　　　　B. 脱水→除臭→中和→脱色→灭菌

    C. 中和→除臭→脱水→脱色→灭菌　　　　D. 中和→脱色→脱水→除臭→灭菌

    E. 脱色→脱水→除臭→中和→灭菌

5. 下列表面活性剂中，可用作注射剂增溶剂的是（　　）

    A. 吐温 – 80　　　　　　　　　B. 月桂醇硫酸钠

    C. 硬脂酸钾　　　　　　　　　D. 鲸蜡醇硫酸钠

    E. 硬脂醇硫酸钠

6. 适用于注射剂偏碱性药液的抗氧剂为（　　）

    A. 焦亚硫酸钠　　　B. 亚硫酸氢钠　　　C. 硫脲　　　　　　D. 硫代硫酸钠

    E. 抗坏血酸

7. 为防止注射剂中药物氧化，除加入抗氧剂、金属络合剂外，还可在灌封时向安瓿内通入（　　）

A. O_2　　　　　　　　B. N_2　　　　　　　　C. Cl_2　　　　　　　　D. H_2

E. $CH_2\!\!-\!\!CH_2$ （环氧结构，顶端为O）

8. 在下列注射剂常用的抑菌剂中，既有抑菌作用又有止痛作用的为（　　）

A. 苯酚　　　　　　B. 甲酚　　　　　　C. 氯甲酚　　　　　　D. 三氯叔丁醇

E. 硝酸苯汞

9. 用水醇法制备中药注射剂时，为除去中药注射用原液中的蛋白质和多糖，应将含醇量调整为（　　）

A. 45%　　　　　　B. 55%　　　　　　C. 65%　　　　　　D. 75%

E. 85%

10. 当归注射剂的制备宜选用（　　）

A. 渗漉法　　　　B. 蒸馏法　　　　C. 双提法　　　　D. 水醇法

E. 醇水法

11. 注射剂最显著的优点为（　　）

A. 药效迅速、作用可靠　　　　　　B. 适用于不能口服给药的病人

C. 适用于不宜口服的药物　　　　　　D. 可发挥局部定位作用

E. 比较经济

12. 注射用水从制备到使用不得超过（　　）

A. 5h　　　　　　B. 10h　　　　　　C. 12h　　　　　　D. 15h

E. 20h

13. 在水中溶解度低或为了延长作用时间的药物可制成（　　）

A. 粉针剂　　　　　　　　　　B. 注射用片剂

C. 水溶性注射剂　　　　　　　　D. 乳浊液型注射剂

E. 混悬液型注射剂

14. 溶液不稳定的药物可制成（　　）

A. 粉针剂　　　　　　　　　　B. 注射用片剂

C. 水溶性注射剂　　　　　　　　D. 乳浊液型注射剂

E. 混悬液型注射剂

15. 热原的主要成分是（　　）

A. 胆固醇　　　　B. 生物激素　　　　C. 磷脂　　　　D. 脂多糖

E. 蛋白质

16. 2015 年版《中国药典》规定，制备注射用水应用（　　）

A. 澄清滤过法　　　B. 电渗析法　　　C. 反渗透法　　　D. 蒸馏法

E. 离子交换法

17. 下列能彻底破坏热原的是（   ）
    A. 60℃加热120min
    B. 100℃加热60min
    C. 150℃加热30min
    D. 180℃加热30min
    E. 250℃加热30min

18. 醇溶液中除鞣质时pH值应调至（   ）
    A. 6以上
    B. 不超过6
    C. 8以下
    D. 8
    E. 8以上

19. 用水醇法提取精制中药溶液时，不易除去的杂质是（   ）
    A. 淀粉
    B. 鞣质
    C. 黏液质
    D. 多糖
    E. 蛋白质

20. 挥发油注射液配制时常加入适量的氯化钠，其目的是（   ）
    A. 盐析
    B. 防腐
    C. 调整渗透压
    D. 增溶
    E. 调节pH值

21. 中药有效成分为挥发性成分时，应采用的提取方法是（   ）
    A. 水蒸气蒸馏法
    B. 透析法
    C. 酸碱法
    D. 水醇法
    E. 萃取法

22. 要求注射剂必须等渗的给药途径是（   ）
    A. 脊椎腔注射
    B. 穴位注射
    C. 静脉注射
    D. 肌内注射
    E. 皮下注射

23. 配制中药注射剂常用的增溶剂是（   ）
    A. 吐温-20
    B. 吐温-60
    C. 吐温-80
    D. 司盘-80
    E. 司盘-60

24. 在配制中药注射剂时常将药液进行热处理冷藏，其目的是（   ）
    A. 除去热原
    B. 除去杂质
    C. 除去细菌
    D. 除去氧气
    E. 增溶

25. 下列能溶血的是（   ）
    A. 1%葡萄糖注射液
    B. 10%葡萄糖注射液
    C. 20%葡萄糖注射液
    D. 25%葡萄糖注射液
    E. 50%葡萄糖注射液

26. 2015年版《中国药典》四部规定，注射液标示装量为2mL的易流动液体增加的装量为（   ）
    A. 0.60mL
    B. 0.50mL
    C. 0.30mL
    D. 0.15mL
    E. 0.10mL

27. 在无菌操作的情况下，空安瓿应选用的灭菌方法是（   ）
    A. 紫外线灭菌法
    B. 干热空气灭菌法
    C. 火焰灭菌法
    D. 湿热灭菌法
    E. 煮沸灭菌法

28. 2015 年版《中国药典》四部规定，注射液标示装量为 2mL 的黏稠液体增加的装量为 （　　）

    A. 0.70mL   B. 0.50mL   C. 0.25mL   D. 0.15mL

    E. 0.12mL

29. 输液剂的灭菌通常采用 （　　）

    A. 紫外线灭菌法   B. 干热空气灭菌法

    C. 火焰灭菌法   D. 热压灭菌法

    E. 煮沸灭菌法

30. 一般注射剂从配制到灭菌不应超过 （　　）

    A. 1h   B. 2h   C. 5h   D. 10h

    E. 12h

31. 一般 1~5mL 的中药注射剂灭菌多采用 （　　）

    A. 流通蒸汽灭菌100℃，30min   B. 流通蒸汽灭菌100℃，45min

    C. 热压灭菌115℃，45min   D. 热压灭菌121℃，45min

    E. 低温间歇灭菌

32. 一般 10~20mL 的中药注射剂灭菌多采用 （　　）

    A. 流通蒸汽灭菌100℃，30min   B. 流通蒸汽灭菌100℃，45min

    C. 热压灭菌115℃，45min   D. 热压灭菌121℃，45min

    E. 低温间歇灭菌

33. 输液剂中不得含有 （　　）

    A. 抑菌剂   B. 乳化剂   C. 抗氧剂   D. 渗透压调节剂

    E. pH 调节剂

34. 混悬液型注射剂必须严格控制药物颗粒大小，99% 的颗粒直径应在 （　　）

    A. $1\mu m$ 以下   B. $1\mu m$ 以上   C. $2\mu m$ 以下   D. $2\mu m$ 以上

    E. $3\mu m$ 以下

35. 混悬液型注射剂必须严格控制药物颗粒大小，供一般注射者使用时颗粒应小于 $15\mu m$，$15~20\mu m$ 颗粒应不超过 （　　）

    A. 1%   B. 5%   C. 10%   D. 15%

    E. 20%

36. 在精制中药提取液时，加入明胶的目的是除去 （　　）

    A. 蛋白质   B. 鞣质   C. 淀粉   D. 多糖

    E. 无机盐

37. 蒸馏水器上隔沫装置的作用是防止 （　　）

    A. 蒸汽逸散   B. 爆沸   C. 蒸馏速度过快   D. 带入热原

    E. 带入废气

38. 可制备注射用水和洗涤容器的水是 （　　）

    A. 自来水   B. 矿泉水   C. 湖水   D. 深井水

　　E. 纯化水

39. 下列可除去鞣质的方法是（　　　）

　　A. 离心法　　　B. 醇水法　　　　C. 水醇法　　　　D. 聚酰胺吸附法

　　E. 酸碱法

40. 在注射剂里加亚硫酸钠的目的是防止（　　　）

　　A. 水解　　　　B. 沉淀　　　　　C. 变色　　　　　D. 氧化

　　E. 变旋

41. 下列属于等渗的葡萄糖溶液是（　　　）

　　A. 2.5%　　　B. 5.0%　　　　C. 10%　　　　　D. 20%

　　E. 50%

42. 中药注射剂中加入枸橼酸的目的是（　　　）

　　A. 防止水解　　B. 调节 pH 值　　C. 延缓吸收　　　D. 防止氧化

　　E. 调节渗透压

43. 精滤中药注射液宜选用（　　　）

　　A. 微孔滤膜滤器　B. 1 号垂熔滤器　　C. 2 号垂熔滤器　　D. 滤棒

　　E. 滤纸

44. 下列氯化钠注射液中为等渗浓度的是（　　　）

　　A. 0.9%　　　B. 2.5%　　　　C. 5.0%　　　　D. 10%

　　E. 15%

45. 中药注射剂中加入苯甲醇的目的是（　　　）

　　A. 稳定成分　　　　　　　　B. 增溶

　　C. 止痛　　　　　　　　　　D. 防止氧化

　　E. 使药效物质均匀分散

46. 注射剂的 pH 值一般要求控制在（　　　）

　　A. 4.0～9.0　　B. 4.0～8.0　　　C. 5.0～9.0　　　D. 6.0～9.0

　　E. 7.4

47. 下列不属于注射用水质量检查项目的是（　　　）

　　A. 硝酸盐检查　B. 易氧化物检查　C. 氯化物检查　　D. 重金属检查

　　E. 刺激性检查

48. 下列关于热原性质叙述不正确的是（　　　）

　　A. 滤过性　　　B. 挥发性　　　　C. 被吸附性　　　D. 耐热性

　　E. 水溶性

49. 小剂量注射剂与输液剂的区别是（　　　）

　　A. 钾离子不能超标　　　　　　B. 要调节渗透压

　　C. 灌封后立即灭菌　　　　　　D. 可加抑菌剂、止痛剂

　　E. 刺激性检查

50. 处理安瓿的工序是（　　　）

A. 切割→圆口→洗涤→灌水蒸煮→干燥与灭菌

B. 洗涤→切割→圆口→灌水蒸煮→干燥与灭菌

C. 切割→洗涤→圆口→灌水蒸煮→干燥与灭菌

D. 灌水蒸煮→切割→洗涤→圆口→干燥与灭菌

E. 切割→圆口→灌水蒸煮→洗涤→干燥与灭菌

【B 型题】

[51~55]

A. 静脉注射　　　B. 脊椎腔注射　　　C. 肌内注射　　　D. 皮下注射

E. 皮内注射

51. 用于皮试或临床疾病诊断，剂量在 0.2mL 以下的为（　　　）

52. 等渗又等张水溶液，不得加抑菌剂，剂量在 10mL 以下的为（　　　）

53. 可为水溶液、油溶液、混悬液及中药注射液，剂量在 5mL 以下的为（　　　）

54. 多为水溶液，也可为 O/W 型乳浊液，剂量在 50mL 至数千毫升的为（　　　）

55. 主要为水溶液，不含刺激性药物，剂量在 1~2mL 的为（　　　）

[56~60]

A. 250℃，半小时以上　　　　　　　　B. 160℃~170℃，2~4h

C. 100℃，45min　　　　　　　　　　D. 60℃~80℃，1h

E. 115℃，30min，表压 68.65kPa

56. 活性炭灭菌用（　　　）

57. 破坏热原用（　　　）

58. 热压灭菌用（　　　）

59. 肌内注射灭菌用（　　　）

60. 玻璃安瓿灭菌用（　　　）

[61~65]

A. 氯化钠　　　　　　　　　　　　　B. 卵磷脂

C. 聚维酮　　　　　　　　　　　　　D. 1%~2%苯甲醇

E. 磷酸二氢钠和磷酸氢二钠

61. 能使注射剂中的药物缓慢释放和吸收，延长其作用的为（　　　）

62. 乳浊液型注射剂常选用的天然乳化剂为（　　　）

63. 滴眼剂中常选用的 pH 调节剂为（　　　）

64. 当归注射剂中加入的局部止痛剂为（　　　）

65. 注射剂中常用于调整渗透压的附加剂为（　　　）

[66~69]

A. 0.5%~1%　　　B. 0.1%~1%　　　C. 0.01%~0.5%　　　D. 0.1%~0.5%

E. 0.01%~0.5%

66. 输液剂配制时除杂质的活性炭用量为（　　　）

67. 一般注射液脱色的活性炭用量为（　　　）

68. 用于注射用油脱色的活性炭用量为（　　）
69. 除去注射剂中热原的活性炭用量为（　　）

[70～73]

    A. 增加药物溶解度的附加剂　　　　B. 帮助混悬的附加剂
    C. 调节渗透压的附加剂　　　　　　D. 防止氧化的附加剂
    E. 抑制微生物增殖的附加剂

70. 聚氧乙烯蓖麻油是（　　）
71. 甲基纤维素是（　　）
72. 维生素 C 是（　　）
73. 苯甲醇是（　　）

[74～77]

    A. 1% 鸡蛋清的生理盐水　　　　　B. 30% 磺基水杨酸试液
    C. 浓盐酸　　　　　　　　　　　　D. 3% 氯化钙试液
    E. 浓硫酸

74. 鞣质检查用（　　）
75. 蛋白质检查用（　　）
76. 树脂检查用（　　）
77. 草酸盐检查用（　　）

[78～81]

    A. 必须等张　　　　　　　　　　　B. 必须等渗，尽量等张
    C. 等渗即可，不必等张　　　　　　D. 0.5～3 个等渗浓度，不必等张
    E. 不用等渗，也不用等张

78. 脊椎腔注射液（　　）
79. 肌内注射液（　　）
80. 皮肤注射液（　　）
81. 静脉注射液（　　）

[82～85]

    A. 等渗溶液　　　　　　　　　　　B. 等张溶液
    C. 等渗并等张溶液　　　　　　　　D. 等渗不等张溶液
    E. 不等渗也不等张溶液

82. 渗透压与血浆相等的是（　　）
83. 与红细胞膜张力相等的是（　　）
84. 溶液中溶质质点不能透过红细胞细胞膜的是（　　）
85. 溶液中溶质质点能自由通过红细胞细胞膜的是（　　）

【X 型题】

86. 下列可作注射剂抑菌剂的是（　　）
    A. 次氯酸钠　　　B. 尼泊金类　　　C. 苯酚　　　　D. 甲醛

E. 苯甲醇

87. 蒸馏法制备注射用水时，原水预处理及纯水制备的方法有（　　　）

A. 反渗透法　　　　B. 离子交换法　　　　C. 电渗析法　　　　D. 滤过澄清法

E. 超滤法

88. 关于注射剂的质量要求叙述正确的为（　　　）

A. 注射剂的成品不应含有任何活的微生物

B. 量大的注射剂均需进行热原检查

C. 凡是注射剂均不得有肉眼可见的混合物

D. 注射剂一般应具有与血液相等或相近的 pH

E. 注射剂必须等渗

89. 中药注射剂灭菌应遵循的原则有（　　　）

A. 大多采用湿热灭菌法

B. 为确保完全杀灭细菌和芽胞，必须在 121℃ 热压灭菌 45min

C. 仅对热稳定的注射剂采用热压灭菌

D. 通常小剂量注射剂可用 100℃ 湿热灭菌 30~45min

E. 对灭菌产品应逐批进行热原检查

90. 注射用水制备过程中通常采用（　　　）

A. 重蒸馏法　　　　B. 离子交换法　　　　C. 滤过澄清法　　　　D. 电渗析法

E. 反渗透法

91. 下列关于注射剂特点叙述正确的为（　　　）

A. 药效迅速作用可靠　　　　　　　　B. 适用于不能口服给药的病人

C. 适用于不宜口服的药物　　　　　　D. 可发挥局部定位作用

E. 制备过程复杂，使用不方便

92. 醇溶液调 pH 值法除鞣质的条件是（　　　）

A. 含醇量达 70% 以上　　　　　　　B. 含醇量达 80% 以上

C. 含醇量达 90% 以上　　　　　　　D. 醇溶液调 pH 值在 8 以上

E. 醇溶液调 pH 值宜不超过 8

93. 下列有关等渗与等张溶液叙述正确的有（　　　）

A. 用溶血测定法来确定药物的渗透压比较可靠

B. 将不等张溶液调至等张时，该溶液一定是高渗溶液

C. 等渗不一定等张，但多数药物等渗时也等张

D. 等渗为物理化学概念

E. 等张是生物学概念

94. 下列能提高注射剂稳定性的方法是（　　　）

A. 使用有色容器　　　　　　　　　　B. 调 pH 值

C. 加入依地酸二钠等金属螯合剂　　　D. 加入亚硫酸钠等抗氧剂

E. 通入 CO_2 等惰性气体

95. 注射剂中热原污染的途径有（　　　）

    A. 原、辅料带入   B. 容器、用具、设备等带入

    C. 制备过程污染   D. 输液器具带入

    E. 溶剂带入

96. 将药物制成注射用无菌粉末可防止（　　　）

    A. 药物挥发   B. 药物吸湿   C. 药物变色   D. 药物受热变质

    E. 药物水解

97. 下列有关活性炭用法叙述正确的是（　　　）

    A. 所处理药液的 pH 值应在 3 ~ 5

    B. 一般活性炭用量为所处理溶液量的 0.5% ~ 1%

    C. 活性炭使用前应在 150℃干燥 3 ~ 4h，进行活化处理

    D. 使用活性炭时，先将其加入药液中加热煮沸一定时间，并适当搅拌，稍冷后滤过

    E. 应选用注射用规格的活性炭

98. 除去药液或溶剂中热原的方法有（　　　）

    A. 吸附法   B. 离子交换法   C. 凝胶滤过法   D. 超滤法

    E. 反渗透法

99. 关于滴眼剂叙述正确的是（　　　）

    A. 滴眼剂是指药物制成供滴眼用的溶液、混悬液或乳浊液

    B. 用于外科手术、供角膜创伤用的滴眼剂不得加抑菌剂与抗氧剂

    C. 滴眼剂一般应在无菌环境中配制

    D. 每个容器的装量应不超过 10mL

    E. 滴眼剂中不可含有任何辅料

100. 在注射剂生产过程中使用活性炭的目的是（　　　）

    A. 脱色   B. 助滤

    C. 吸附热原   D. 提高澄明度

    E. 增加药物的稳定性

101. 用安瓿灌封机灌封时可能出现的问题有（　　　）

    A. 剂量不准确   B. 封口不严

    C. 出现大头、瘪头等现象   D. 平头

    E. 焦头现象

102. 注射用水质量检查的项目有（　　　）

    A. 易氧化物检查   B. 不挥发物检查

    C. 重金属检查   D. 刺激性检查

    E. 热原检查

103. 下列有关注射剂配制叙述正确的是（　　　）

    A. 在灌封前要进行半成品质量检查   B. 植物油可作注射剂溶剂

C. 注射剂不能加着色剂   D. 常用热处理冷藏法处理药液

E. 不宜接触聚氯乙烯制品

104. 注射剂的附加剂作用有 （ ）

  A. 帮助主药溶解   B. 着色

  C. 抑制微生物生长   D. 调节渗透压

  E. 防止主药氧化

105. 滴眼剂的附加剂有 （ ）

  A. pH 值调节剂   B. 渗透压调节剂

  C. 抑菌剂   D. 调整黏度的附加剂

  E. 抗氧剂

106. 安瓿的质量检查有 （ ）

  A. 物理检查 B. 生物学检查 C. 化学检查   D. 装药试验

  E. 重量差异检查

107. 在进行鞣质检查时，尽管注射剂中含有鞣质也可能不产生沉淀的附加剂有 （ ）

  A. 热原   B. 聚山梨酯

  C. 聚乙二醇   D. 苯甲醇

  E. 聚氧乙烯基物质

108. 下列属于输液剂质量要求的是 （ ）

  A. 适宜的 pH 值   B. 适宜的渗透压

  C. 澄明度应符合有关规定 D. 应无菌、无热原、无毒性

  E. 无任何抑菌剂

109. 中药注射剂澄明度问题的解决办法有 （ ）

  A. 选用适宜的容器   B. 热处理冷藏

  C. 除净杂质   D. 选用适宜的增溶剂、助溶剂

  E. 调节适宜的 pH 值

110. 下列属于中药安全性检查的是 （ ）

  A. 热原检查 B. 刺激性试验 C. 溶血试验   D. 过敏试验

  E. 急性毒性试验

111. 下列有关乳浊液型注射剂叙述正确的是 （ ）

  A. 微粒大小必须严格控制，一般应 ≤1μm

  B. 有 W/O 型乳浊液

  C. W/O/W 型复乳

  D. 有 O/W 型乳浊液

  E. 可用于椎管内注射

112. 除去中药注射剂原液中鞣质的方法有 （ ）

  A. 明胶沉淀法   B. 醇溶液调 pH 值法

  C. 聚酰胺吸附法   D. 电渗析法

  E. 离心分离法

113. 乳浊液型注射剂的乳化剂有 （　　　）

  A. 豆磷脂   B. 卵磷脂

  C. 香果脂   D. 可可豆脂

  E. 普流罗尼克 F - 68

114. 热原的性质有 （　　　）

  A. 不挥发性   B. 挥发性   C. 水溶性   D. 耐热性

  E. 滤过性

115. 除去容器和用具上的热原可采用 （　　　）

  A. 吸附法   B. 高温法   C. 离子交换法   D. 凝胶滤过法

  E. 超滤法

116. 用饮用水制备纯化水的方法有 （　　　）

  A. 蒸馏法   B. 离子交换法   C. 反渗透法   D. 滤过澄清法

  E. 凝聚法

117. 偏碱性药液宜使用的抗氧剂有 （　　　）

  A. 亚硫酸钠   B. 亚硫酸氢钠   C. 焦亚硫酸钠   D. 硫代硫酸钠

  E. 维生素 C

118. 滴眼剂中调整黏度的附加剂有 （　　　）

  A. 甲基纤维素   B. 三氯叔丁醇   C. 聚乙烯醇   D. 聚维酮

  E. 聚乙二醇

119. 偏酸性药液宜使用的抗氧剂有 （　　　）

  A. 亚硫酸钠   B. 亚硫酸氢钠   C. 焦亚硫酸钠   D. 硫代硫酸钠

  E. 硫脲

120. 滴眼剂中增黏剂的作用有 （　　　）

  A. 降低药物的刺激性   B. 有利于药效发挥

  C. 使药物与角膜接触时间延长   D. 防止氧化

  E. 增加黏度

121. 可兼作局部止痛剂和抑菌剂的是 （　　　）

  A. 苯甲醇   B. 盐酸普鲁卡因   C. 利多卡因   D. 三氯叔丁醇

  E. 氯甲酚

122. 滴眼剂常用缓冲液作溶剂的目的是 （　　　）

  A. 增加黏度   B. 减少刺激性

  C. 抑菌   D. 增强药物稳定性

  E. 提高药物疗效

123. 中药注射剂常用的等渗调节剂有 （　　　）

  A. 氯化钠   B. 硼酸   C. 葡萄糖   D. 硼砂

E. 甘露醇

124. 在中药注射剂制备过程中，加入活性炭的目的是（　　　）

    A. 脱色、助滤　　　　　　　　　　B. 改变药性

    C. 吸附杂质　　　　　　　　　　　D. 吸附热原

    E. 增加药物稳定性

125. 要求注射剂必须等渗的给药途径是（　　　）

    A. 脊椎腔注射　　B. 穴位注射　　　C. 静脉滴注　　　　D. 肌内注射

    E. 皮下注射

126. 增加注射剂中主药溶解度的方法有（　　　）

    A. 采用非水溶剂　　　　　　　　　B. 采用混合溶剂

    C. 分子上引入非水基团　　　　　　D. 加助溶剂

    E. 加增溶剂

127. 中药注射剂中常用的止痛剂有（　　　）

    A. 羟丙甲基纤维素　　　　　　　　B. 苯甲醇

    C. 三氯叔丁醇　　　　　　　　　　D. 盐酸普鲁卡因

    E. 利多卡因

128. 使用注射剂时产生疼痛的原因有（　　　）

    A. 药效物质的刺激　　　　　　　　B. 杂质的刺激

    C. 鞣质的刺激　　　　　　　　　　D. 渗透压不适当

    E. pH 值不适当

129. 血液中注入大量的低渗溶液会使细胞（　　　）

    A. 缩小　　　　　　B. 溶血　　　　　C. 萎缩　　　　　　D. 膨胀

    E. 破裂

130. 除去 10% 葡萄糖液中的热原可采用（　　　）

    A. 布氏漏斗过滤法　　　　　　　　B. 减压过滤法

    C. 超滤法　　　　　　　　　　　　D. 板框压滤机过滤法

    E. 活性炭吸附法

131. 下列有关注射剂灭菌叙述正确的是（　　　）

    A. 主要根据主药性质来选择灭菌方法

    B. 灌封后立即灭菌

    C. 输液剂应 115℃，30min

    D. 注射剂最常用的灭菌法是滤过除菌法

    E. 在中性溶液中微生物的耐热性最强

132. 防止中药注射剂氧化变色常用的方法有（　　　）

    A. 调节 pH 值　　　　　　　　　　B. 通入惰性气体

    C. 加入苯甲醇　　　　　　　　　　D. 加入焦亚硫酸钠

    E. 加入对羟基苯甲酸酯类

133. 混悬液型注射剂常用的稳定剂有（　　）

    A. 三氯叔丁醇　　　　　　　　　B. 聚山梨酯 – 80

    C. 低聚海藻酸钠　　　　　　　　D. 羧甲基纤维素钠

    E. 甲基纤维素

134. 混悬液型注射剂中固体药物的分散方法有（　　）

    A. 微粒结晶法　B. 机械粉碎法　　C. 溶剂化合物法　D. 醇水法

    E. 溶解法

135. 直接分装注射用无菌粉末的制备方法有（　　）

    A. 微粒结晶法　　　　　　　　　B. 机械粉碎法

    C. 灭菌溶剂结晶法　　　　　　　D. 喷雾干燥法

    E. 发酵法

二、名词解释

1. 注射剂

2. 中药注射剂

3. 热原

4. 注射用水

5. 纯化水

6. 等渗溶液

7. 等张溶液

8. 鲎试剂

9. 滴眼剂

10. 混悬液型注射剂

三、填空题

1. 混悬液型注射剂中药物的粒度应控制在_____以下。

2. 乳浊液型注射剂中分散相粒径一般应在_____。

3. 注射剂的 pH 值一般应控制在_____。

4. 热原具较强的耐热性，一般经_____加热 1h 不受影响，_____加热也不会发生热解，但在_____加热 1min 可使热原彻底破坏。

5. 法定的热原检查方法为_____、_____。

6. 配制注射剂时，必须采用_____制备的注射用水，贮存不得超过_____h。

7. 水醇法中，含醇量达 75% 时可除去_____和_____。

8. 超滤法是利用_____的选择性与渗透性除去溶液中热原的方法。

9. 活性炭使用前应在_____干燥_____h，进行活化处理。

10. 配液所用注射用油，应在使用前经_____灭菌_____h，待冷却后即刻进行配制。

11. 鲎试剂中含有能被微量细菌内毒素激活的凝固酶原和凝固蛋白原两种物质，_____经内毒素激活转化成具有活性的_____，进而使_____转变为_____形成凝胶。

12. 注射剂不得含任何活的_____。

13. 注射量大、供_____、_____的注射剂不应含有_____。

14. 溶液型注射剂内不得含有可见的_____。

15. 供静脉注射的注射剂应具有与血浆相同或接近的_____。

16. 能引起恒温动物体温升高的微生物代谢产物称为_____，又称为_____。

17. 2015 年版《中国药典》规定，检查热原的方法是_____。

18. 2015 年版《中国药典》规定，注射用水为纯水经_____所得的水。

19. 因为热原具有不_____，所以制备注射用水应采用_____。

20. 注射用水从制备到使用不得超过_____。

21. 注射剂所用的各种附加剂均应为_____规格。

22. 注射液的 pH 值一般应在_____。

23. 静脉注射剂应尽可能等张，_____注射剂必须等张。

24. 兼有止痛和抑菌作用的附加剂有苯甲醇和_____。

25. 常用的渗透压调节剂有_____和_____。

26. 滴眼剂用缓冲液的目的是减少_____、提高_____和增强_____。

27. 制备中药注射液常用活性炭进行处理，其作用有_____、_____和_____。

28. 用于眼部手术或创伤的滴眼剂不得加_____。

29. 输液剂的配制方法有_____和_____。

30. 输液剂一般采用_____热压灭菌_____。

四、是非题

1. 注射剂俗称针剂，多指药物制成的供注入体内的灭菌溶液。（　　）

2. 注射剂亦可以是临用前配成溶液或混悬液的无菌粉末或浓溶液。（　　）

3. 热原是指一种能引起恒温动物和人体体温异常升高的致热性物质。（　　）

4. 注射剂的渗透压要求与血浆的渗透压相等或接近。而静脉注射剂、脊椎腔注射剂应尽量等渗。（　　）

5. 离子交换法中用离子交换树脂吸附可除去水中的热原。（　　）

6. 用二乙氨基葡聚糖凝胶（分子筛）可制备无热原去离子水。（　　）

7. 不同物质的等渗溶液都能使红细胞的体积和形态保持正常。（　　）

8. 注射剂中常用的 pH 值调整剂有盐酸、硫酸等。（　　）

9. 2015 年版《中国药典》规定的热原检查法有家兔法和鲎试验法。（　　）

10. 输液剂的质量要求与注射剂是一致的。（　　）

五、简答题

1. 注射剂按分散系统可分为哪几类？其给药途径有哪些？
2. 简述热原的含义、组成及基本性质。
3. 简述中药注射剂制备的工艺流程。
4. 注射剂有哪些特点和质量要求？
5. 简述输液剂的种类及用途。
6. 简述滴眼剂的附加剂种类。
7. 何谓鲎试验法？
8. 简述输液剂药液配制方法中的浓配法。

六、论述题

1. 试述注射剂污染热原的途径及除去注射剂中热原的方法。
2. 试述注射剂附加剂的含义、种类、作用及常用品种。
3. 试述常用的中药注射用原液的制备方法及特点。

七、计算题

1. 现有中药提取液 100mL，经试验测定其冰点下降度为 0.05℃，需加氯化钠多少克，才能使之成为等渗溶液？（1% 氯化钠溶液的冰点下降度为 0.58℃）
2. 配制 2% 盐酸普鲁卡因溶液 200mL，需加氯化钠多少克才能使之成为等渗溶液？（1% 盐酸普鲁卡因溶液的冰点下降度为 0.12℃，1% 氯化钠溶液的冰点下降度为 0.58℃）

参 考 答 案

一、选择题

【A 型题】

1. E 2. C 3. E 4. C 5. A 6. D 7. B 8. D 9. D 10. C 11. C 12. C
13. E 14. A 15. D 16. D 17. E 18. D 19. B 20. C 21. A 22. A 23. C
24. B 25. A 26. D 27. B 28. C 29. D 30. E 31. A 32. B 33. A 34. C
35. C 36. B 37. D 38. E 39. D 40. D 41. E 42. B 43. A 44. A 45. C
46. A 47. E 48. B 49. D 50. E

【B 型题】

51. E 52. B 53. C 54. A 55. D 56. B 57. A 58. E 59. C 60. B
61. C 62. B 63. E 64. D 65. A 66. C 67. B 68. A 69. D 70. A 71. B
72. D 73. E 74. A 75. B 76. C 77. D 78. A 79. D 80. C 81. B 82. A

83. B 84. C 85. D

【X 型题】

86. BCE 87. BCD 88. ABD 89. ACDE 90. AE 91. ABCDE 92. BE
93. ABCDE 94. BCDE 95. ABCDE 96. CD 97. ABCDE 98. ABCDE 99. ABCDE
100. ABCD 101. ABCE 102. ABCDE 103. ABCE 104. ACDE 105. ABCD
106. ABCDE 107. BCE 108. ABCDE 109. ABCDE 110. ABCDE 111. BCDE
112. ABC 113. ABE 114. ACDE 115. ACDE 116. ABC 117. AD 118. ACDE
119. BCE 120. ABCE 121. AD 122. BDE 123. ABCD 124. ACD 125. AC
126. BCDE 127. BCDE 128. ABCDE 129. BDE 130. CE 131. ABCE 132. BD
133. BCDE 134. ABC 135. CD

二、名词解释

1. 注射剂俗称针剂，系指药物制成的供注入体内的灭菌溶液、乳浊液、混悬液，以及供临用前配成溶液或混悬液的无菌粉末或浓缩液。

2. 中药注射剂是指以中医药理论为指导，采用现代科学技术和方法，从中药或复方中药中提取有效物质制成的注射剂。

3. 热原是微生物的代谢产物，是一种能引起恒温动物体温异常升高的致热性物质。

4. 注射用水为纯化水经蒸馏制得的水。

5. 纯化水为饮用水经蒸馏、离子交换及反渗透法或其他适宜的方法制得的供药用的水。

6. 等渗溶液是指渗透压与血浆渗透压相等的溶液。

7. 等张溶液是指与红细胞膜张力相等的溶液。

8. 鲎试剂为鲎科动物东方鲎的血液变形细胞溶解物的无菌冷冻干燥品。鲎试剂能与微量细菌内毒素形成凝胶。

9. 滴眼剂系指由一种或多种药物制成供滴眼用的水性、油性澄明溶液、混悬液或乳浊液。

10. 混悬液型注射剂是指不溶性固体药物分散于液体分散溶媒中制成的可供肌内注射或静脉注射的药剂。

三、填空题

1. 15μm
2. 1~10μm
3. 4~9
4. 60℃   100℃   650℃
5. 家兔致热试验法   鲎试验法
6. 新鲜   12
7. 蛋白质   多糖

8. 高分子薄膜

9. 150℃　　3~4

10. 150℃~160℃　　1~2

11. 凝固酶原　　凝固酶　　凝固蛋白原　　凝固蛋白

12. 微生物

13. 静脉注射　　脊椎腔注射　　热原

14. 异物

15. 渗透压

16. 热原　　内毒素

17. 家兔法

18. 蒸馏

19. 挥发性　　蒸馏法

20. 12h

21. 注射用

22. 4~9

23. 脊椎腔

24. 三氯叔丁醇

25. 葡萄糖　　氯化钠

26. 刺激性　　稳定性　　疗效

27. 吸附杂质　　脱色　　助滤

28. 抑菌剂

29. 浓配法　　稀配法

30. 100℃　　30min

四、是非题

1. ×　2. √　3. √　4. ×　5. √　6. √　7. ×　8. ×　9. ×　10. ×

五、简答题

1.（1）注射剂按分散系统可分为溶液型注射剂、混悬型注射剂、乳浊液型注射剂、固体粉末型注射剂。

（2）其给药途径有皮内注射、皮下注射、肌内注射、静脉注射、脊椎腔注射、穴位注射等。

2. 热原是微生物的代谢产物，是一种能引起恒温动物和人体体温异常升高的致热性物质。它是由磷脂、脂多糖和蛋白质组成的高分子复合物（亦称内毒素），具有水溶性、耐热性、滤过性、不挥发性，以及能被强酸、强碱、强氧化剂、超声波所破坏的特性。

3. 制备中药注射剂的工艺流程如下：

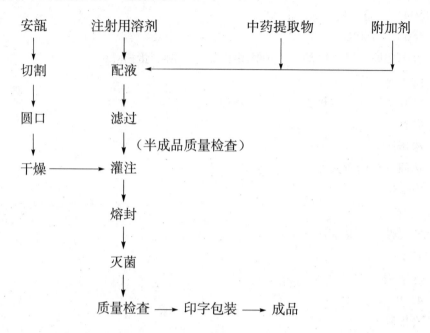

4.（1）注射剂的主要特点有：①药效迅速作用可靠；②适用于不宜口服的药物；③适用于不能口服给药的病人；④可发挥局部定位作用；⑤使用不便、注射疼痛，使用不当危险性大；⑥制备过程复杂，需一定设备条件，成本较高。

（2）为确保注射剂用药安全，必须严格控制注射剂的质量，除制剂中主药含量应合格外，还应在细菌、热原、澄明度、pH 值、渗透压、安全性、稳定性，以及杂质限度和装量差异限度等方面符合要求。

5. 输液剂的种类及用途是：①电解质输液，用于补充体内水分、电解质、纠正体内酸碱平衡等，如氯化钠注射液等；②营养输液，用于补充供给体内热量、蛋白质和人体必需的脂肪酸和水分等，如葡萄糖注射液、氨基酸输液、脂肪乳浊液输液等；③胶体输液，用于维持血容量和提高血压等，有多糖类、明胶类、高分子聚合物等，如右旋糖酐注射液、明胶注射液、聚维酮注射液等。

6. 滴眼剂的附加剂主要有：①调整 pH 值附加剂，常用的有磷酸盐、硼酸盐的缓冲液等；②调整渗透压附加剂，常用的有氯化钠、硼酸、葡萄糖等；③抑菌剂，常用的有硝酸苯汞、硫柳汞、尼泊金类等；④调整黏度的附加剂，常用的有甲基纤维素、聚维酮等；⑤根据需要，还可加入增溶剂、助溶剂、抗氧剂等。

7. 鲎试验法为一种体外热原试验法。本法利用鲎试剂与细菌内毒素产生凝集反应的机理，来判断供试品中细菌内毒素的限量是否符合规定。鲎试剂为鲎科动物东方鲎的血液变形细胞溶解物的无菌冷冻干燥品。鲎试剂中含有能被微量细菌内毒素激活的凝固酶原和凝固蛋白原两种物质，凝固酶原经内毒素激活转化成具有活性的凝固酶，进而使凝固蛋白原转变为凝固蛋白形成凝胶。

8. 输液剂药液配制方法中的浓配法是先将原料药物加入部分溶剂中配成高浓度的

溶液，经加热滤过处理后再稀释至所需浓度，此法有利于除去杂质。

六、论述题

1. 注射剂污染热原的途径包括溶剂、原辅料、容器、用具、管道装置、设备、制备过程、使用过程等环节。除去热原的方法主要是根据热原的性质，以及可能污染热原的途径，从以下两方面解决：①除去药液或溶剂中的热原，可采用吸附法、离子交换法、凝胶滤过法、超滤法和反渗透法；②除去容器上的热原，可采用高温法或酸碱法。

2. 在注射剂中除主药外，为提高注射剂的有效性、安全性与稳定性，还可添加其他物质，这些物质统称为附加剂。根据附加剂的不同用途可分为以下几类：①增溶剂与助溶剂，其作用是增加主药在溶剂中的溶解度，如吐温-80、卵磷脂等；②抗氧剂、金属螯合物、惰性气体，其作用是防止注射剂中主药氧化，如亚硫酸钠、焦亚硫酸钠、维生素 C、依地酸二钠、N_2 或 CO_2 等；③抑菌剂，其作用是防止注射剂制备过程中或多次使用过程中微生物的污染和生长繁殖，如苯酚、氯甲酚、三氯叔丁醇等；④调整渗透压的附加剂，其作用是调整注射剂的渗透压，使之成为等渗溶液，如氯化钠、葡萄糖等；⑤调整 pH 值的附加剂，这类附加剂包括酸、碱缓冲剂，其作用是调整注射剂的 pH 值，以减少注射剂的刺激性，增加药液的稳定性，如盐酸、枸橼酸、氢氧化钾、氢氧化钠、磷酸二氢钠和磷酸氢二钠等；⑥局部止痛剂，其作用是减轻注射剂使用时，由于药物本身对机体产生的刺激性或其他原因引起的局部疼痛，如苯甲醇、盐酸普鲁卡因等；⑦助悬剂与乳化剂，其作用是保证注射用混悬液与注射用乳浊液有足够的稳定性，如甲基纤维素、卵磷脂、大豆磷脂、普流罗尼克 F-68 等；⑧延效剂，其作用是使注射剂中的药物缓释和吸收达到延效的目的，如聚维酮等。

3. 常用的中药注射用原药的制备方法有蒸馏法、水醇法、醇水法、双提法和超滤法。不同制备方法的特点为：①蒸馏法适用于含挥发油或其他挥发性成分的药材；②水醇法与醇水法是依据中药材中大部分成分既溶于水又溶于醇的原理，利用其在水中或乙醇中不同溶解度的特性，先用水或者先用乙醇为溶剂提取药材中有效成分或相关成分，然后再进一步地纯化和精制；③双提法是蒸馏法和水醇法的结合，适用于需同时保留挥发性成分和非挥发性成分的药材；④超滤法是利用特殊的高分子膜为滤过介质，在常温、加压的条件下，将中药提取液中不同分子量的物质加以分离，以达到纯化药液的目的。

七、计算题

1. 解：计算公式　$w = (0.52 - a)/b$

已知　$a = 0.05$；$b = 0.58$

$$w = (0.52 - 0.05)/0.58 = 0.81(g)$$

答：中药提取液 100mL 中需加氯化钠 0.81g，才能使之成为等渗溶液。

2. 解：计算公式 $w = (0.52 - a)/b$

已知 $a = 0.12 \times 2 = 0.24$；$b = 0.58$

$$w = [(0.52 - 0.24) \times 2]/0.58 = 0.96(g)$$

答：配制 2% 盐酸普鲁卡因溶液 200mL，需加氯化钠 0.96g，才能使之成为等渗溶液。

第十四章 外用膏剂

习 题

一、选择题

【A 型题】

1. 下列吸水性最好的软膏基质是（   ）

    A. 石蜡　　　　　B. 植物油　　　　　C. 蜂蜡　　　　　D. 凡士林

    E. 羊毛脂

2. 红丹的主要成分是（   ）

    A. 氧化铁　　　　B. 氧化铅　　　　　C. 五氧化二磷　　　D. 四氧化三铁

    E. 四氧化三铅

3. 在橡胶膏剂中起软化作用的基质是（   ）

    A. 甘油　　　　　B. 松香　　　　　　C. 橡胶　　　　　D. 凡士林

    E. 氧化锌

4. 下列属于黑膏药制备操作环节的是（   ）

    A. 架桥现象　　　B. 鱼眼泡　　　　　C. 挂旗　　　　　D. 返砂

    E. 去"火毒"

5. 软膏剂是（   ）

    A. 植物油与红丹炼制而成的铅硬膏

    B. 药物与基质制成的具有适当稠度的膏状剂型

    C. 就是乳膏剂

    D. 药物与橡胶等基质混合后涂布于裱褙材料上的外用剂型

    E. 用有机溶剂溶解成膜材料及药物而制成的外用剂型

6. 药物透皮吸收的主要途径是（   ）

    A. 毛囊　　　　　　　　　　　B. 汗腺

    C. 皮脂腺　　　　　　　　　　D. 皮肤表面的毛细血管

    E. 完整表皮的角质层细胞及其细胞间隙

7. 软膏剂中油脂性基质适宜选用的灭菌方法是（   ）

A. 湿热灭菌法   B. 环氧乙烷气体灭菌法

C. 滤过除菌法   D. 紫外线灭菌法

E. 干热空气灭菌法

8. 组成与皮肤分泌物最接近的软膏基质是（　　　）

    A. 硅油   B. 蜂蜡   C. 凡士林   D. 羊毛脂

    E. 液状石蜡

9. 下列软膏剂基质中，不宜作为眼膏基质的是（　　　）

    A. 硅酮   B. 液状石蜡   C. 固体石蜡   D. 羊毛脂

    E. 以上均不宜

10. 不属于软膏剂的水溶性基质的是（　　　）

    A. 聚乙二醇类   B. 纤维素衍生物   C. 甘油明胶   D. 司盘和吐温类

    E. 卡波姆

11. 下列关于软膏剂基质叙述不正确的是（　　　）

    A. 油脂性基质不适用于脂溢性皮炎

    B. O/W 型乳浊液基质易清洗，不污染衣物

    C. 乳浊液型基质可加入保湿剂

    D. 油脂性基质适合于遇水不稳定的药物

    E. 遇水不稳定的药物可选用乳浊液型基质

12. 软膏中常用凡士林是因为（　　　）

    A. 不与主药发生作用   B. 适宜于有多量渗出液的患处

    C. 吸水性高   D. 熔点低

    E. 具有适宜的稠度和涂展性

13. 在制备黑膏药时，关于贵重药材、挥发性药材处理方法叙述正确的是（　　　）

    A. 将其研成细粉，下丹后加入

    B. 将其与其他药材一起炸料

    C. 将其研成细粉，炼油时加入

    D. 将其单独提取后下丹时加入

    E. 将其研成细粉，然后直接加入到温度不超过 70℃ 的熔化膏药中，混匀，摊涂或在摊涂时撒布于膏药表面

14. 橡胶膏剂所用基质的主要原料是（　　　）

    A. 氧化锌   B. 甘油松香酯   C. 羊毛脂   D. 生橡胶

    E. 卡波姆

15. 下列不影响透皮吸收的因素是（　　　）

    A. 药物浓度   B. 应用面积   C. 涂布厚度   D. 皮肤条件

    E. 基质性质

16. 橡胶膏剂所用的基质通常是（　　　）

    A. 滑石粉   B. 松香   C. 生橡胶   D. 甘油明胶

E. 亲水性的基质

17. 聚乙二醇做软膏基质的特点不包括（　　）

A. 不同分子量相互配合，可制成稠度适宜的基质

B. 吸湿性好，易洗除

C. 药物释放渗透较快

D. 长期使用有保护皮肤的作用

E. 化学性质稳定，可与多种药物配伍

18. 可用作水性凝胶剂基质的是（　　）

A. 凡士林　　　B. 硅酮　　　C. 硬脂酸钠　　　D. 卡波姆

E. 羊毛脂

19. 以下不属于凝胶剂基质的是（　　）

A. 十六醇　　　　　　　　B. 西黄蓍胶

C. 海藻酸钠　　　　　　　D. 羧甲基纤维素钠

E. 液状石蜡

20. 依据药典对凝胶剂进行检查的主要项目是（　　）

A. 熔变时限　　　　　　　B. 熔点范围

C. 装量和微生物限度　　　D. 重量差异

E. 崩解时限

21. 制备黑膏药最关键的技术环节是（　　）

A. 炸料　　　B. 炼油　　　C. 下丹　　　D. 去"火毒"

E. 摊涂

22. 黑膏药药料提取时，炸料应该达到的程度为（　　）

A. 表面深褐色、内部焦黄色　　　B. 内部焦黄色

C. 内部黄褐色　　　　　　　　　D. 表面焦黄色

E. 表面棕褐色

23. 最为常用、熬炼时泡沫少、制成的黑膏药色泽光亮、黏性好的基质是（　　）

A. 大豆油　　　B. 棉籽油　　　C. 麻油　　　D. 花生油

E. 椰子油

24. 下列不属于外用膏剂作用的是（　　）

A. 急救　　　B. 止痒　　　C. 局部治疗　　　D. 全身治疗

E. 保护创面

【B 型题】

[25～29]

A. 凡士林　　　B. 羊毛脂　　　C. 石蜡　　　D. 聚乙二醇

E. 十二烷基硫酸钠

25. 吸水性差，不适用于有大量皮肤渗出液的油脂性基质是（　　）

26. 用于调节软膏硬度的是（　　）

27. 吸水性强且吸水后能形成 W/O 型乳浊液的是（　　　）

28. 属于水溶性基质的是（　　　）

29. W/O 型乳浊液基质的乳化剂是（　　　）

[30~33]

　　A. 羊毛脂　　　　　　　　　　B. 聚乙二醇

　　C. 红丹　　　　　　　　　　　D. 立德粉

　　E. 聚乙烯醇缩甲乙醛

30. 属于软膏剂油脂性基质的是（　　　）

31. 属于涂膜剂成膜材料的是（　　　）

32. 属于软膏剂水溶性基质的是（　　　）

33. 属于橡胶膏剂填充剂的是（　　　）

[34~37]

　　A. 软膏剂　　　　B. 贴剂　　　　C. 凝胶膏剂　　　　D. 膏药

　　E. 橡胶膏剂

34. 药物、药材细粉或提取物与适宜基质制成具有适度稠度的膏状外用制剂是（　　　）

35. 将中药、植物油和红丹或宫粉制成膏料，摊涂于裱褙材料上的外用制剂是（　　　）

36. 药物或提取物与亲水性基质及辅料混匀，涂布于裱褙材料上制成的贴膏剂是（　　　）

37. 由背衬层、药物贮库层、黏胶层和防黏层组成的薄片状贴膏剂是（　　　）

【X 型题】

38. 下列关于类脂基质叙述错误的是（　　　）

　　A. 羊毛脂的性质接近皮脂，有利于药物透入皮肤

　　B. 含水羊毛脂的含水量为 50%

　　C. 蜂蜡仅作调节软膏的硬度

　　D. 鲸蜡可用作调节基质的稠度及辅助乳化剂

　　E. 羊毛脂可吸收甘油 140%

39. 下列关于软膏剂的质量要求叙述错误的是（　　　）

　　A. 软膏剂应均匀、细腻

　　B. 易于涂布皮肤或黏膜上融化

　　C. 用于创面的软膏剂应无菌

　　D. 软膏剂应无酸败、异臭、变色等现象

　　E. 软膏剂不得加任何防腐剂和抗氧剂

40. 可以作乳浊液型基质油相成分的是（　　　）

　　A. 凡士林　　　B. 硬脂酸　　　C. 甘油　　　D. 三乙醇胺

　　E. 羟苯乙酯

41. 下列软膏基质处方经配制后属于乳浊液型基质的有 （   ）

    A. 豚脂、蜂蜡、花生油

    B. 羊毛脂、凡士林、水

    C. 脂肪酸、三乙醇胺

    D. CMC—Na、水、甘油

    E. 白蜂蜡、石蜡、硼砂、液状石蜡、水

42. 下列属于影响外用膏剂中药物透皮吸收的因素是 （   ）

    A. 药物的油水分配系数   B. 药物的分子量

    C. 基质的种类   D. 皮肤的条件

    E. 药物浓度

43. 有关橡胶膏剂说法正确的是 （   ）

    A. 携带、运输和使用方便   B. 黏着力强

    C. 载药量大   D. 不污染衣物

    E. 对机体损害性不大

44. 属于水溶性基质的是 （   ）

    A. 凡士林   B. 羊毛脂   C. 聚乙二醇   D. 液状石蜡

    E. 甲基纤维素

45. 凝胶剂的基质原料包括 （   ）

    A. 卡波姆   B. 保湿剂   C. 防腐剂   D. 铝皂

    E. 液状石蜡

46. 药物透皮吸收途径有 （   ）

    A. 完整表皮   B. 毛发   C. 皮脂腺   D. 角质层

    E. 汗腺

47. 外用膏剂的透皮吸收过程不包括 （   ）

    A. 释放   B. 穿透   C. 吸收   D. 分布

    E. 代谢

48. 下列有关制备软膏剂药物加入方法叙述正确的是 （   ）

    A. 可溶性药物先用少量溶剂溶解，再与熔化的基质混合

    B. 挥发性药物应在基质达到40℃以上时加入

    C. 不溶性固体药物须制成最细粉或极细粉再与基质混合

    D. 溶于基质的药物，可将药物加入熔化的基质中

    E. 热敏性药物应在基质冷却至40℃左右时加入

49. 软膏剂常用的制备方法有 （   ）

    A. 压制法   B. 熔合法   C. 捏合法   D. 研合法

    E. 乳化法

50. 关于凝胶剂叙述正确的是 （   ）

    A. 凝胶剂指药物与适宜的辅料制成的均一、混悬或乳浊液型的乳胶稠厚液体或

半固体制剂

B. 凝胶剂只有两相分散体系

C. 氢氧化铝凝胶为两相凝胶系统

D. 卡波姆在水中分散即形成凝胶

E. 卡波姆在水中分散形成浑浊的酸性溶液必须加入氢氧化钠中和，才能形成凝胶

51. 下列有关凝胶剂叙述正确的是（　　　）

A. 凝胶剂是指药物与适宜的辅料制成的稠厚液体或半固体制剂

B. 乳胶剂是凝胶剂的一种

C. 凝胶剂具有触变性

D. 双相凝胶剂具有触变性

E. 氢氧化铝凝胶为双相凝胶剂

52. 凝胶膏剂的基质原料包括（　　　）

A. 软化剂　　　　B. 保湿剂　　　　C. 渗透促进剂　　　D. 填充剂

E. 黏着剂

53. 影响外用膏剂透皮吸收的因素有（　　）

A. 皮肤的条件　　　　　　　B. 药物的性质和浓度

C. 基质的组成与性质　　　　D. 应用的面积和次数

E. 使用者的年龄与性别

54. 不是软膏剂制备方法的是（　　　）

A. 研合法　　　　B. 溶剂法　　　　C. 熔合法　　　　D. 复合法

E. 乳化法

55. 下列有关黑膏药制备叙述正确的是（　　　）

A. 炼油以炼至药油"滴水成珠"为度

B. 炼油过"老"则膏药黏着力强、不易剥落

C. 炼油能使药油中油脂在高温下氧化聚合、增稠

D. 在炼成的油液中加入红丹，可生成脂肪酸铅盐

E. 膏药老嫩程度可用测定软化点的方法控制

56. 软膏剂的基质应具备的条件为（　　　）

A. 能与药物的水溶液或油溶液互相混合并能吸收分泌液

B. 具有适宜的稠度、黏着性和涂展性，且无刺激性

C. 不妨碍皮肤的正常功能与伤口的愈合

D. 应与药物的结合牢固

E. 不与药物产生配伍禁忌

57. 黑膏药去"火毒"的目的有（　　　）

A. 去除铅盐　　　　　　　　B. 去除醛、酮

C. 去除脂肪酸　　　　　　　D. 去除羊毛脂

  E. 去除刺激性低分子产物

58. 有关外用膏剂叙述正确的是（　　　）

  A. 外用膏剂系指药物与基质制成的一类外用制剂

  B. 外用膏剂具有保护、润滑、局部治疗作用

  C. 外用膏剂也可以透过皮肤和黏膜起全身治疗作用

  D. 外用膏剂系指药物与适宜的基质制成专供外用的半固体或近似固体的一类制剂

  E. 外用膏剂的透皮吸收包括释放、穿透及吸收三个阶段

59. 下列可作为渗透促进剂的有（　　　）

  A. 氮酮   B. 卡波姆   C. 冰片   D. 聚乙二醇

  E. 二甲基亚砜

60. 外用膏剂透皮吸收的过程包括（　　　）

  A. 吸附   B. 溶解   C. 释放   D. 穿透

  E. 吸收

61. 有关凝胶膏剂叙述正确的是（　　　）

  A. 由药材提取物与适宜的基质制成，为具凝胶特性的半固体或稠厚液体的制剂

  B. 主要由裱褙材料、保护层、膏料层三部分组成

  C. 水溶性凝胶易涂展和洗除，无油腻感，吸收性好，不妨碍皮肤正常功能

  D. 凝胶剂应均匀、细腻，在常温时应保持干燥状态

  E. 2015 年版《中国药典》注明，除另有规定外，凝胶膏剂限局部用于皮肤及体腔

62. 以下具有吸水作用的软膏基质有（　　　）

  A. 羊毛脂   B. 豚脂

  C. 加入胆甾醇的凡士林   D. 凡士林

  E. 液状石蜡

63. 有关药物、基质性质影响透皮吸收叙述正确的有（　　　）

  A. 具有适宜的油、水分配系数的药物，透皮吸收效果好

  B. 药物在烃类基质中吸收最差

  C. 药物相对分子量越大，吸收越慢

  D. 药物在乳浊液型基质中释放、吸收较快

  E. 药物在基质中呈溶解状态比混悬颗粒易吸收

二、名词解释

1. 基质

2. 软膏剂

3. 黑膏药

4. 橡胶贴膏剂

5. 凝胶贴膏剂

6. 糊剂

7. 涂膜剂

8. 雪花膏

9. 冷霜

10. 火毒

三、填空题

1. 软膏剂的组成可分为_____和_____两部分。

2. 目前常用的软膏基质可分为_____、_____及_____三种。油脂性基质包括_____、_____及_____等。

3. 乳浊液型软膏基质是由_____、_____和_____三种组分组成，可分为_____型与_____型两类。

4. 软膏剂的制备方法分为_____、_____和_____。

四、是非题

1. 软膏剂中不得加任何防腐剂和抗氧剂。（　　）

2. 外用膏剂对皮肤及患处起保护、润滑或局部治疗作用，也可以透过皮肤或黏膜起全身治疗作用。（　　）

3. 外用膏剂的透皮吸收包括释放、穿透、吸收三个阶段。（　　）

4. 软膏剂主要由药物和基质两部分组成，基质不仅是软膏剂的赋形剂，同时也是药物的载体。（　　）

5. 乳浊液型基质适用于烧伤脱痂、湿疹、皮炎，以及冬季皮肤含水量减少后呈现的干燥、落屑、皲裂等皮肤病，但有多量渗出液的皮肤疾患不宜选用。（　　）

6. 羊毛脂常与凡士林合用，可改善凡士林的吸水性和穿透性。（　　）

7. 硅酮对眼睛有刺激性，不宜用做眼膏基质。（　　）

8. 水溶性软膏基质适用于亚急性皮炎、湿疹等慢性皮肤病。（　　）

9. 2015 年版《中国药典》规定，软膏剂应进行融变时限检查。（　　）

五、简答题

1. 何谓软膏剂？按药物在基质中的分散状态不同可分几类？常用的软膏基质分几类？

2. 乳浊液型软膏基质有什么特点？

3. 软膏剂的制备方法有哪些？

六、论述题

1. 试述外用膏剂的特点。

2. 试述外用膏剂透皮吸收的影响因素。

3. 试述软膏剂的基质类型。

4. 试述黑膏药的制备工艺。

参 考 答 案

一、选择题

【A 型题】

1. E 2. E 3. D 4. E 5. B 6. E 7. E 8. D 9. A 10. D 11. E 12. E 13. E 14. D 15. A 16. C 17. E 18. D 19. D 20. A 21. B 22. A 23. A 24. A

【B 型题】

25. A 26. C 27. B 28. D 29. E 30. A 31. E 32. B 33. D 34. A 35. D 36. C 37. B

【X 型题】

38. BC 39. BE 40. AB 41. BCE 42. ABCD 43. ABDE 44. CE 45. ABCDE 46. ACDE 47. DE 48. ACDE 49. BDE 50. ACE 51. ABDE 52. BCDE 53. ABCDE 54. BD 55. ACDE 56. ABCE 57. BCE 58. ABCDE 59. ACDE 60. CDE 61. ABCE 62. AC 63. ABCDE

二、名词解释

1. 基质是药物的赋形剂及载体，它对药物的释放与吸收有重要影响。

2. 软膏剂系指原料药物与油脂性或水溶性基质混合制成的均匀的半固体外用制剂。

3. 黑膏药系指饮片、食用植物油与红丹（铅丹）炼制成膏料，摊涂于裱褙材料上制成的供皮肤贴敷的外用制剂。

4. 橡胶贴膏剂系指原料药物与橡胶等基质混匀后涂布于背衬材料上制成的贴膏剂。也可指提取物或化学药物与橡胶等基质混合均匀后，涂布于背衬材料上制成的贴膏剂。

5. 凝胶贴膏剂系指原料药物与适宜的亲水性基质混匀后涂布于背衬材料上制成的贴膏剂。

6. 糊剂系指大量的原料药物固体粉末（一般为25%以上）均匀地分散在适宜的基质中所组成的半固体外用制剂。

7. 涂膜剂指原料药物溶解或分散于含成膜材料的溶剂中，涂搽患处后形成薄膜的外用液体制剂。

8. 雪花膏指软膏的水包油型（O/W）乳浊液基质，色白如雪。

9. 冷霜指软膏的油包水型（W/O）乳浊液基质，涂膜于皮肤有清凉感。

10. 火毒是导致刺激性产生的因素，是指刚制成的膏药若直接应用于皮肤，会对局部产生一定的刺激性，轻则出现瘙痒、红斑，重则发泡、发生溃疡。

三、填空题

1. 药物　　基质
2. 油脂性　　水溶性　　乳浊液型　　油脂类　　类脂类　　烃类
3. 油相　　水相　　乳化剂　　W/O　　O/W
4. 研合法　　熔合法　　乳化法

四、是非题

1. ×　2. √　3. √　4. √　5. ×　6. √　7. √　8. √　9. ×

五、简答题

1.（1）软膏剂系指药物与适宜基质均匀混合制成的具有适当稠度的半固体外用制剂。

（2）按药物在基质中分散状态不同，软膏剂的类型可分为三类：①溶液型，为药物溶解或共熔于基质或基质组分中制成的软膏剂；②混悬型，为药物细粉均匀分散于基质中制成的软膏剂；③乳浊液型，主要有 W/O 型和 O/W 型。

（3）常用的软膏基质分为油脂性基质，水溶性基质和乳浊液型基质。

2. 因乳化剂的作用，一般乳浊液型基质特别是 O/W 型乳浊液基质中药物的释放、穿透、吸收较快；乳浊液型基质不阻止皮肤表面分泌物的分泌及水分的蒸发，对皮肤的正常功能影响较小。O/W 型乳浊液基质能与大量水混合，含水量较高，但所吸收的分泌物可重新透入皮肤（反向吸收）而使炎症恶化，故不适宜用于分泌物较多的皮肤病，如润湿性湿疹，忌用于糜烂、溃疡、水疱及脓疱症等。通常乳浊液型基质适用于亚急性、慢性、无渗出液的皮肤损伤和皮肤瘙痒症。O/W 型乳浊液基质外相含大量水分，在贮藏过程中可能霉变，常需加入羟苯酯类、山梨酸类、三氯叔丁醇等作防腐剂；同时水分易蒸发而使软膏变硬，常需加入甘油、丙二醇、山梨醇等作保湿剂，一般用量为5%～20%。遇水不稳定的药物不宜选用乳浊液型基质。

3. 软膏剂的制备方法有以下几种。

（1）研和法。此法适宜于在室温条件下为半固体的油脂性基质的制备，且药物不耐热，也不溶于基质中（在常温下药物与基质可均匀混合）。先将药物粉碎过筛，再加入少量基质研磨混合，用等量递增法加入其余基质，研匀即得。少量药物的粉碎可用研磨或加液研磨法研匀。常用工具是乳钵杵棒、软膏板及软膏刀，大量制备用软膏机。

（2）熔合法。此法是制备软膏剂的常用方法之一，适宜于处方中含不同熔点的基质，尤其是常温下不能与药物均匀混合的基质。通常先将熔点较高的基质在水浴上加温熔化（如室温为固体的石蜡、蜂蜡），然后依熔点高低加入其余的基质，最后加入液体成分。

（3）乳化法。此法是专门用于制备乳膏剂的方法。乳膏剂是具有一定稠度的半固体的乳浊液型软膏，是非均相体系，可用于皮肤或黏膜表面。操作时，将处方中油脂性组分合并，加热成液体作为油相，保持油相温度在80℃左右；另将水溶性组分溶于水中，并加热至与油相同温或略高于油相温度（可防止两相混合时油相中的组分过早凝结），均匀混合油、水两相并使之乳化完全，冷凝成膏状物即得。

六、论述题

1. 外用膏剂的特点包括优点与缺点两方面。

（1）优点：①避免了肝脏的首过效应，有效成分生物利用率高，可减少药物使用剂量；②药物不受胃肠pH或酶的破坏而失去活性；③涂布或黏贴的给药方式可避免口服刺激性药物对胃黏膜的刺激；④释药速度缓慢，可延长作用时间，减少用药次数；⑤可自主用药，减少个体间及个体内差异。

（2）缺点：①起效慢；②载药量小，如橡胶膏剂；③对皮肤有刺激性或易过敏性药物不宜制成外用膏剂；④对衣物有污染。

2. 外用膏剂透皮吸收的影响因素有以下几方面。

（1）皮肤 药物的透皮吸收可通过表皮、毛囊、皮脂腺及汗腺等途径实现。

（2）药物 皮肤细胞膜具有类脂质特性，非极性较强，所以亲油性药物容易穿透皮肤。但组织液是极性的，因此既具有一定亲油性又具有一定亲水性的药物更容易被人体吸收。

（3）基质 一般认为，软膏剂中的药物在乳浊液型基质中的释放、穿透、吸收最快，动物油脂基质中次之，植物油基质中更次之，烃类基质中最差。基质的组成若与皮脂分泌物相似，则利于某些药物吸收。水溶性基质如聚乙二醇对药物的释放虽然快，但制成的软膏很难透皮吸收。

（4）附加剂

① 表面活性剂：在软膏剂基质中加入表面活性剂可帮助药物分散、促进药物的透皮，如在凡士林中加入胆甾醇可以改善药物的吸收。通常非离子型表面活性剂的作用大于阴离子型表面活性剂。

② 透皮促进剂：系指促进药物穿透皮肤屏障的物质，常用的有二甲基亚砜、氮酮等。

（5）其他因素 除皮肤、药物、基质、附加剂及它们之间的相互作用可以影响外用膏剂中药物的吸收外，药物浓度、应用面积、次数及与皮肤接触的时间、人的年龄、性别对外用膏剂的穿透、吸收均有影响。

3. 软膏剂的基质类型有以下几种。

（1）油脂性基质

1）油脂类：①动物油，常用的是豚脂（猪油）；②植物油，常用麻油、棉籽油、花生油等；③氢化植物油，主要成分是将植物油氢化而成的饱和或部分饱和的脂肪酸甘油酯；④单软膏，以花生油（或棉籽油）670g与蜂蜡330g加热熔合而成。

2）类脂类：①羊毛脂，又称无水羊毛脂，无毒，对皮肤和黏膜无刺激性，且有利于药物的透皮吸收；②蜂蜡，又称黄蜡，系蜜蜂的自然分泌物。

3）烃类：①凡士林为最常用的软膏剂基质；②石蜡与液状石蜡主要用于调节软膏的稠度。

4）硅酮类

（2）水溶性基质

1）聚乙二醇类

2）纤维素衍生物：常用甲基纤维素、羧甲基纤维素钠等。甲基纤维素能与冷水形成复合物而胶溶。羧甲基纤维素钠在冷、热水中均溶解，浓度较高时呈凝胶状。

3）卡波姆：又称聚丙烯酸，因黏度不同有多种规格，其制成的软膏涂用舒适，尤适于脂溢性皮炎的治疗，还具有透皮促进作用。

4）其他：主要有海藻酸钠、甘油明胶等。甘油明胶系甘油与明胶溶液混合制成，甘油 10% ~ 20%，明胶 1% ~ 3%，水 70% ~ 80%。本品温热后易涂布，涂后能形成一层保护膜，使用较舒适。

（3）乳浊液型基质

1）油相：常用油脂性基质为高级脂肪醇、酸、酯类等。主要有硬脂酸、石蜡、液状石蜡、蜂蜡、羊毛脂、凡士林等。此相中可含有油溶性药物、乳化剂、防腐剂等。

2）水相：主要为纯化水、水溶性药物、保湿剂、乳化剂、防腐剂等水溶性附加剂。

3）乳化剂：O/W 型乳浊液基质常用硬脂酸三乙醇胺、十二烷基硫酸钠、吐温类、平平加 O（脂肪醇聚氧乙烯醚类）、乳化剂 OP（烷基酚聚氧乙烯醚类）等作乳化剂；W/O 型乳浊液基质常用羊毛脂、胆固醇、司盘类、多价皂等作乳化剂。

4. 黑膏药的制备工艺如下：

原辅料选择与处理→药料提取→滤过去渣→炼油→下丹成膏→去"火毒"→摊涂→质检→包装→成品。

第十五章 栓 剂

习 题

一、选择题

【A 型题】

1. 发挥全身作用的栓剂在直肠中最佳的用药部位为（ ）
   - A. 接近直肠上静脉
   - B. 接近直肠下静脉
   - C. 接近肛门括约肌
   - D. 距肛门口 2cm 处
   - E. 接近直肠上、中、下静脉

2. 栓剂在肛门 2cm 处给药后，药物的吸收途径为（ ）
   - A. 药物→门静脉→肝脏→大循环
   - B. 药物→直肠下静脉和肛门静脉→肝脏→大循环
   - C. 药物→直肠下静脉和肛门静脉→大部分药物进入下腔大静脉→大循环
   - D. 药物→静脉→直肠下静脉和肛门静脉→下腔大静脉→大循环
   - E. 药物→直肠上静脉→门静脉→大循环

3. 将脂溶性药物制成起效迅速的栓剂应选用的基质是（ ）
   - A. 可可豆脂
   - B. 氢化植物油
   - C. 半合成椰子油酯
   - D. 聚乙二醇
   - E. 半合成棕榈油酯

4. 具有同质多晶型的栓剂基质是（ ）
   - A. 半合成山苍子油酯
   - B. 可可豆脂
   - C. 半合成棕榈油酯
   - D. 吐温 - 60
   - E. 聚乙二醇 - 4000

5. 下列有关栓剂制备叙述错误的是（ ）
   - A. 不溶性药物或饮片一般应粉碎成细粉，过六号筛，再与基质混匀
   - B. 中药水提浓缩液可制成干浸膏粉与熔化的油脂性基质混匀，或用适量羊毛脂混合后再与油脂性基质混匀
   - C. 制备甘油明胶基质的药物栓剂时，模孔应涂油脂性润滑剂

D. 制备可可豆脂基质的药物栓剂时，模孔应涂用水性润滑剂

E. 热熔法仅适用于油脂性基质栓剂，不适用于水溶性基质栓剂的制备

6. 栓剂的给药方式为（　　　）

A. 口服　　　　　　　B. 注射　　　　　　　C. 呼吸道　　　　　　D. 黏膜

E. 皮肤

7. 已知空白栓重 2g，鞣酸置换价为 1.6，制备每粒含鞣酸 0.2g 的栓剂 100 粒，基质用量为（　　　）

A. 80g　　　　　　　B. 92.0g　　　　　　C. 168.0g　　　　　　D. 187.5g

E. 200g

8. 有关栓剂制备叙述不当的是（　　　）

A. 栓剂中主药与基质有适宜比例，一般药物比例小，便于成型栓剂

B. 中药提取物应适当精制去杂，水提浓缩液可直接与已熔化的水溶性基质混匀

C. 中药挥发油不能直接溶解于油脂性基质中

D. 栓剂制备时模孔需涂润滑剂

E. 热熔法是油脂性基质及水溶性基质栓剂均可采用的制法

9. 栓剂中主药与同体积基质重量的比值称为（　　　）

A. 酸值　　　　　　　B. 皂化值　　　　　　C. 碘值　　　　　　D. 置换价

E. 堆密度

10. 下列能增加可可豆脂可塑性的是（　　　）

A. 樟脑　　　　　　　B. 羊毛脂　　　　　　C. 水合氯醛　　　　　D. 蜂蜡

E. 水

11. 下列能降低可可豆脂熔点的是（　　　）

A. 蜂蜡　　　　　　　B. 聚山梨酯　　　　　C. 水　　　　　　　　D. 硅胶

E. 樟脑

12. 关于可可豆脂叙述错误的是（　　　）

A. 为天然来源的栓剂基质　　　　　　　B. 在常温下为黄白色固体

C. 由可可树种子加工制得　　　　　　　D. 加热至 20℃时即开始软化

E. 性质稳定无刺激性

13. 应用最广泛的制栓方法为（　　　）

A. 冷压法　　　　　B. 塑制法　　　　　　C. 搓捏法　　　　　　D. 热熔法

E. 滴制法

14. 不宜用甘油明胶作基质的药物是（　　　）

A. 洗必泰　　　　　B. 甲硝唑　　　　　　C. 鞣酸　　　　　　　D. 克霉唑

E. 浸膏

【B 型题】

[15 ~ 19]

A. 可可豆脂　　　　　　　　　　　　　B. 半合成脂肪酸甘油酯

C. 甘油明胶   D. 聚乙二醇

E. 香果脂

15. 为同质多晶型物质，有 α、β、γ 三种晶型的为（　　）

16. 为白色结晶性粉末或淡黄色固体，臭味佳，熔点为 30℃～36℃，碘价为 1～5，酸价小于 3.0，皂化价为 255～280 的是（　　）

17. 有适宜熔点，抗热性能好；乳化能力强，可用于制备乳浊液型基质；所含不饱和基团少，性质稳定，不易酸败的是（　　）

18. 不能与银盐、鞣酸、奎宁、水杨酸、阿司匹林、磺胺类等配伍的是（　　）

19. 不能与鞣酸、重金属盐等配伍的是（　　）

[20～21]

A. 蜂蜡   B. 羊毛脂

C. 甘油明胶   D. 凡士林

E. 半合成脂肪酸甘油酯

20. 栓剂油脂性基质为（　　）

21. 栓剂水溶性基质为（　　）

[22～25]

A. 可可豆脂   B. 泊洛沙姆

C. 甘油明胶   D. 聚乙二醇类

E. 半合成脂肪酸甘油酯

22. 具有同质多晶性质的基质是（　　）

23. 多用作阴道栓剂基质的是（　　）

24. 对黏膜有一定刺激性的基质是（　　）

25. 目前取代天然油脂较理想的栓剂基质是（　　）

【X 型题】

26. 下列有关栓剂作用特点叙述正确的是（　　）

A. 药物受肝脏首过作用影响小   B. 可避免刺激性药物对胃黏膜的刺激

C. 药物不受胃肠道酶的破坏   D. 只在肠道起局部治疗作用

E. 适用于不宜或不愿口服给药病人的用药

27. 下列有关栓剂叙述正确的是（　　）

A. 栓剂系指药物与适宜基质制成具有一定形状供人体腔道给药的半固体制剂

B. 栓剂常温下为固体，塞入人体腔道后，在体温下能迅速软化、熔融或溶解于分泌液

C. 栓剂的形状因使用腔道不同而异

D. 目前常用的栓剂有直肠栓、阴道栓

E. 肛门栓的形状有球形、卵形、鸭嘴形等

28. 影响栓剂中药物吸收的因素有（　　）

A. 药物的溶解度   B. 药物的脂溶性

C. 直肠液的酸碱性   D. 药物的粒径大小

E. 塞入直肠的深度

29. 对栓剂基质的要求有 （　　）

A. 室温下不易软化，熔融或溶解   B. 无毒，无过敏，对黏膜无刺激性

C. 与主药无配伍禁忌   D. 水值较低，不能混入较多的水

E. 熔点与凝固点相距较近

30. 栓剂制备时药物加入的方法是 （　　）

A. 不溶性药物粉碎成细粉，过六号筛，再与基质混匀

B. 油溶性药物可直接溶解于已熔化的油脂性基质中

C. 水溶性药物可直接与已熔化的水溶性基质混匀

D. 水溶性药物可用适量羊毛脂吸收后，与油脂性基质混匀

E. 将药物的提取浓缩液制成干浸膏粉，直接与已熔化的油脂性基质混匀

31. 下列关于栓剂质量要求叙述正确的是 （　　）

A. 栓剂中药物与基质应混合均匀

B. 固体药物应制成细粉，并全部通过六号筛

C. 所使用的内包装材料应无毒性

D. 塞入腔道后应无刺激性，并能融化、软化或溶化

E. 融变时限、栓剂重量差异限度应符合药典有关规定

32. 有关栓剂叙述正确的是 （　　）

A. 栓剂系指药物与适宜基质混合制成供腔道应用的一种固体剂型

B. 因施用腔道的不同，栓剂可分为直肠栓、阴道栓和尿道栓

C. 可在腔道起润滑、抗菌、杀虫、收敛止痛的作用

D. 药物不受胃肠道 pH 或酶的破坏

E. 直肠给药的药物大部分不受肝脏首过作用的破坏

33. 理想栓剂基质的要求是 （　　）

A. 在室温时有适当的硬度和韧性，塞入腔道时易变形或碎裂

B. 与药物混合后不起反应，也不妨碍主药的作用及含量的测定

C. 本身稳定，贮藏应不影响生物利用度，不发生理化性质的变化，不易长霉变质等

D. 具有润湿及乳化的性质，能混入较多的水

E. 对于油脂性基质还要求酸值在 0.2 以下，皂化值为 200～245，碘值低于 7，熔点与凝固点之差要大

34. 下列属于油脂性基质的是 （　　）

A. 香果脂   B. 可可豆脂   C. 甘油明胶   D. 氢化植物油

E. 半合成椰油酯

35. 关于栓剂基质叙述正确的是 （　　）

A. 栓剂基质分为水溶性和油脂性两大类

B. 在体内液化时间以脂肪性基质为快

C. 聚乙二醇基质对黏膜无刺激

D. 常用甘油明胶作阴道栓基质

E. 可可豆脂为国内常用栓剂基质

36. 下列关于栓剂作用特点叙述正确的为（　　　）

A. 药物从直肠吸收可发挥全身作用

B. 避免对胃的刺激性

C. 栓剂塞入距肛门约2cm处，则50%～75%的药物可避免首过效应

D. 有利于呕吐患者治疗

E. 可开发为缓释或其他部位用栓剂

37. 下列物质可使可可豆脂熔点降低的是（　　）

A. 樟脑　　　　　B. 薄荷脑　　　　　C. 冰片　　　　　D. 水合氯醛

E. 苯酚

二、名词解释

1. 栓剂

2. 置换价

三、填空题

1. 栓剂系指药物与适宜_____制成供_____用的制剂。

2. 常用的栓剂基质可分为_____和_____两大类。

3. 工业制备栓剂有两种方法，即_____和_____。

四、是非题

1. 栓剂在常温下为固体，纳入人体腔道后，在体温作用下能够迅速软化、熔化或溶解，并易与分泌液混合，逐渐释放药物产生局部或全身作用。（　　　）

2. 栓剂的品种较多，按使用腔道不同可分为肛门栓、阴道栓、尿道栓、喉道栓、耳用栓和鼻用栓等。（　　　）

3. 当栓剂距肛门2cm时，药物大部分要经过直肠上静脉进入门肝系统，此时药物受肝首过作用影响。（　　　）

4. 栓剂中的脂溶性药物及非解离型药物较解离型药物在直肠内更容易吸收。（　　　）

5. 水溶性药物分散在油脂性基质中，或脂溶性药物分散在水溶性基质中，药物能很快释放于分泌液中，吸收较快。（　　　）

6. 可可豆脂是同质多晶型，有α、β、γ三种晶型，其中α型稳定。（　　　）

7. 聚乙二醇基质不能与银盐、鞣酸、奎宁、水杨酸、阿司匹林、磺胺类等配伍。（　　　）

8. 泊洛沙姆系聚氧乙烯、聚氧丙烯的聚合物。（　　）

五、简答题

理想的栓剂基质应符合哪些要求？

六、论述题

试述栓剂直肠吸收的主要途径。

参 考 答 案

一、选择题

【A 型题】

1. D　2. C　3. D　4. B　5. E　6. D　7. D　8. C　9. D　10. D　11. D　12. D　13. D　14. C

【B 型题】

15. A　16. E　17. B　18. D　19. C　20. E　21. C　22. A　23. C　24. D　25. E

【X 型题】

26. ABCE　27. BCD　28. ABCDE　29. ABCE　30. ABCDE　31. ABCDE　32. ABCDE　33. BCD　34. ABDE　35. ABD　36. ABCDE　37. ABCDE

二、名词解释

1. 栓剂系指原料药物与适宜基质制成的供腔道给药的固体制剂。
2. 置换价是栓剂中药物的重量与同体积基质重量之比。

三、填空题

1. 基质　　外
2. 油脂性　　水溶性
3. 冷压法　　热熔法

四、是非题

1. √　2. √　3. ×　4. √　5. √　6. ×　7. √　8. √

五、简答题

栓剂基质应符合以下几方面要求。

（1）剂型特性对基质的要求：①在室温时应具有适当的硬度，塞入腔道时不变形或破碎；在体温下易软化、融化，能与体液混合或溶于体液；②具有润湿或乳化的能力，能混合较多的水；③不因晶形的转化而影响栓剂的成型；④基质的熔点与凝固点间距不宜过大，油脂性基质的酸价应在 0.2 以下，皂化价应在 200 ~ 245 之间，碘价应低于 7。

（2）对栓剂基质的其他要求：性质稳定，不妨碍主药药理作用，释药速度能符合医疗要求；对黏膜无刺激性、无毒性、无过敏性等。

六、论述题

栓剂经直肠吸收主要有以下两条途径：①通过门肝系统，即通过直肠上静脉经门静脉进入肝脏进行代谢后再循环至全身；②不通过门肝系统，即通过直肠中静脉和直肠下静脉及肛管静脉绕过肝脏直接进入血液大循环。

第十六章　气雾剂与喷雾剂

习　　题

一、选择题

【A 型题】

1. 下列关于气雾剂叙述错误的是（　　）

　　A. 气雾剂喷出的药物均为气态

　　B. 吸入气雾剂吸收速率快

　　C. 增加了药物稳定性

　　D. 能减少局部给药的机械刺激

　　E. 起全身作用者还可避免胃肠道的副作用

2. 气雾剂喷射药物的动力是（　　）

　　A. 推动钮　　　　B. 内孔　　　　　C. 定量阀门　　　　D. 抛射剂

　　E. 阀门系统

3. 需"倒喷"的气雾剂，其阀门系统中缺少（　　）

　　A. 内孔　　　　B. 膨胀室　　　　C. 定量室　　　　D. 橡胶封圈

　　E. 浸入管

4. 关于气雾剂叙述正确的为（　　）

　　A. 抛射剂的沸点对成品特性无显著影响

　　B. 抛射剂的蒸气压对成品特性无显著影响

　　C. F12、F11 各单用与一定比例混合使用性能无差异

　　D. 抛射剂只有氟利昂

　　E. 喷出雾滴的大小取决于药液的黏度

5. 用于开放或关闭气雾剂阀门的是（　　）

　　A. 膨胀室　　　　B. 浸入管　　　　C. 推动钮　　　　D. 抛射剂

　　E. 引液槽

6. 决定了每次用药剂量的因素是（　　）

　　A. 药物的量　　　　　　　　　B. 附加剂的量

    C. 抛射剂的量   D. 耐压容器的容积

    E. 定量阀门的容积

7. 采用冷灌法充填抛射剂的特点不包括（　　　）

    A. 生产速度快   B. 对阀门无影响

    C. 容器中空气易排出   D. 在低温条件下操作，抛射剂消耗小

    E. 含水产品不宜采用本法

8. 关于气雾剂叙述正确的是（　　　）

    A. 抛射剂用量少，蒸气压高   B. 加入丙酮会升高抛射剂的蒸气压

    C. 给药剂量难以控制   D. 抛射剂可以作为药物的溶剂

    E. 抛射剂的存在降低了药物的稳定性

【B 型题】

[9 ~ 12]

    A. 吸入气雾剂   B. 非吸入气雾剂   C. 外用气雾剂   D. 粉雾剂

    E. 喷雾剂

9. 配有定量阀门，直接喷至腔道黏膜的气雾剂是（　　　）

10. 采用特制的干粉给药装置，将雾化药物喷出的制剂是（　　　）

11. 配有非定量阀门，用于皮肤和黏膜及空间消毒的气雾剂是（　　　）

12. 配有定量阀门，供肺部吸入的气雾剂是（　　　）

【X 型题】

13. 理想的抛射剂具备的条件为（　　　）

    A. 在常温下的蒸气压应大于大气压

    B. 无毒、无致敏反应和刺激性

    C. 无色、无臭、无味

    D. 廉价易得

    E. 性质稳定，不易燃易爆，不与药物、容器发生相互作用

14. 有关气雾剂叙述正确的是（　　　）

    A. 气雾剂由药物与附加剂、抛射剂、耐压容器和阀门系统组成

    B. 气雾剂按分散系统分为溶液型、混悬型及乳浊液型

    C. 气雾剂用药剂量难以控制

    D. 气雾剂只能吸入给药

    E. 抛射剂的用量可影响喷雾粒子的大小

15. 以下关于氢氟烷烃类抛射剂叙述正确的是（　　　）

    A. 毒性小，性质稳定，不易燃易爆

    B. 为碳氢类化合物

    C. 会破坏大气臭氧层

    D. 我国规定到 2010 年全面禁用

    E. 目前使用的有四氟乙烷（HFA - 134a）和七氟丙烷（HFA - 227）

16. 溶液型气雾剂的组成部分包括（　　　）

A. 发泡剂　　　　　B. 抛射剂　　　　　C. 溶剂　　　　　D. 耐压容器

E. 阀门系统

二、名词解释

1. 气雾剂

2. 吸入气雾剂

3. 喷雾剂

4. 抛射剂

三、填空题

1. 气雾剂按给药途径可分为_____、_____两类。

2. 气雾剂是由_____、_____、_____、_____四部分组成。

3. _____是气雾剂喷射药物的动力，并可兼作药物的_____。

4. 填充抛射剂的方法有_____和_____两种。

四、简答题

气雾剂有哪些特点？

参 考 答 案

一、选择题

【A 型题】

1. A　2. D　3. E　4. E　5. C　6. E　7. D　8. D

【B 型题】

9. C　10. D　11. B　12. A

【X 型题】

13. ABCDE　14. ABE　15. ABCDE　16. BCDE

二、名词解释

1. 气雾剂系指原料药物或原料药物和附加剂与适宜的抛射剂共同装封于具有特制阀门系统的耐压容器中，使用时借助抛射剂的压力将内容物呈雾状物喷出，用于肺部吸入或直接喷至腔道黏膜、皮肤的制剂。

2. 吸入气雾剂系指经口吸入沉积于肺部的制剂，通常也被称为压力定量吸入剂。

3. 喷雾剂系指原料药物或与适宜辅料填充于特制的装置中，使用时借助手动泵的压力、高压气体、超声振动或其他方法将内容物呈雾状物喷出，用于肺部吸入或直接喷至腔道黏膜及皮肤等的制剂。

4. 抛射剂是一些低沸点的液化气体，是气雾剂喷射药物的推动力，并可兼作药物的溶剂或稀释剂。

三、填空题

1. 吸入气雾剂　　　非吸入气雾剂
2. 抛射剂　　　药物与附加剂　　　耐压容器　　　阀门系统
3. 抛射剂　　　溶剂
4. 压装法　　　冷装法

四、简答题

1. 气雾剂的主要特点包括以下两方面。

（1）近年来气雾剂取得了快速的发展，在临床上广泛应用，其优点主要体现在：①气雾剂喷出物可直达吸收或作用部位，具有速效和定位作用，药物分布均匀，可减少剂量，降低副作用；②药物严封于密闭容器中，避免与外界接触，不易被微生物、空气中的氧或水分污染，提高了药物的稳定性；③喷雾给药可减少局部涂药的疼痛与感染，无局部用药的机械刺激性；④避免肝脏首过效应和胃肠道的破坏作用，生物利用度高；⑤通过阀门控制剂量，喷出的雾粒微小且分布均匀，使用方便，用药剂量准确。

（2）气雾剂也存在一定缺陷，如单次给药剂量偏小；因需要耐压容器、阀门系统和特殊的生产设备，导致生产成本高；气雾剂有一定的内压，受热或遭撞击可能发生爆炸，故包装容器须坚固、耐压；有时可因抛射剂的渗漏而导致失效。

第十七章 其他剂型

习 题

一、选择题

【A 型题】

1. 下列物质属于阿胶制备原料的是 （　　）
   A. 牛皮　　　　　　B. 黄酒　　　　　　C. 阿拉伯胶　　　　D. 明胶
   E. 乙醇

2. 山梨醇在膜剂中起的作用是 （　　）
   A. 增塑剂　　　　　B. 着色剂　　　　　C. 遮光剂　　　　　D. 填充剂
   E. 矫味剂

3. 升丹的主要成分是 （　　）
   A. 氧化汞　　　　　B. 三氧化二砷　　　C. 氯化汞　　　　　D. 氯化亚汞
   E. 硫化汞

4. 以糯米粉为赋形剂制成的锥形固体，多用于中医肛肠科治疗瘘管及溃疡性疮疡的制剂称为 （　　）
   A. 栓剂　　　　　　B. 条剂　　　　　　C. 线剂　　　　　　D. 棒剂
   E. 钉剂

5. 用铁砂吸附药材的提取物后制得的外用剂型是 （　　）
   A. 糕剂　　　　　　B. 熨剂　　　　　　C. 锭剂　　　　　　D. 棒剂
   E. 钉剂

【X 型题】

6. 下列属于丹剂的药物有 （　　）
   A. 紫雪丹　　　　　B. 红升丹　　　　　C. 轻粉　　　　　　D. 白降丹
   E. 仁丹

7. 下列可作为条剂药物载体的有 （　　）
   A. 羧甲基纤维素钠　　　　　　　　　　B. 聚乙烯醇
   C. 海藻酸钠　　　　　　　　　　　　　D. 棉线

E. 桑皮纸捻

8. 下列属于皮胶的是（　　）

　　A. 阿胶　　　　　　B. 黄明胶　　　　　C. 新阿胶　　　　　D. 霞天胶

　　E. 龟鹿二仙胶

二、名词解释：

1. 膜剂

2. 丹剂

3. 胶剂

4. 锭剂

5. 糕剂

6. 钉剂

三、简答题

1. 简述胶剂的制备工艺流程。

2. 简述红升丹的制备方法。

参 考 答 案

一、选择题

【A 型题】

1. B　2. A　3. A　4. E　5. B

【X 型题】

6. BCD　7. ABCE　8. ABC

二、名词解释

1. 膜剂系指原料药物与适宜的成膜材料经加工制成的膜状制剂。

2. 丹剂系指汞与某些矿物药，在高温条件下经烧炼制成的不同结晶形状的无机化合物制剂。

3. 胶剂系指将动物皮、骨、甲或角用水煎取胶质，浓缩成稠胶状，经干燥后制成的固体块状内服制剂。

4. 锭剂系指将饮片细粉与适宜黏合剂（或利用药粉本身的黏性）制成不同形状的固体制剂。

5. 糕剂系指将药物细粉与米面、蔗糖蒸制而成的块状制品。

6. 钉剂系指将药材细粉与糯米粉混匀后加水、加热制成软材，按要求分剂量后，搓成细长而两端尖锐（或锥形）的外用固体制剂。

三、简答题

1. 胶剂的制备工艺流程：原料处理→煎取胶汁→滤过澄清→浓缩收胶→凝胶切胶→干燥包装。

2. 红升丹的制备方法为配料、坐胎、封口、烧炼、收丹、去火毒。

第十八章　中药新剂型与新技术简介

习　　题

一、选择题

【A 型题】

1. β – 环糊精是一种低聚糖，它含有的葡萄糖分子个数是（　　）

　　A. 5 个　　　　　　　B. 6 个　　　　　　　C. 7 个　　　　　　　D. 8 个

　　E. 9 个

2. 下列有关包合物叙述不正确的是（　　）

　　A. β – 环糊精筒状分子的外部为疏水性，而筒的内部为亲水性

　　B. 包合物形成与否或稳定与否，主要取决于主客分子的立体结构和极性大小

　　C. 难溶性药物包合物，用喷雾干燥法制备较为适宜

　　D. 包合物由主分子与客分子组成

　　E. 常用的包合材料是环糊精及其衍生物

3. 包合物主、客分子的缔合力是（　　）

　　A. 色散力　　　　　　　　　　　　B. 范德华力

　　C. 偶极分子间引力　　　　　　　　D. 向心力

　　E. 电荷迁移力

4. 下列有关环糊精包合物特点叙述不正确的是（　　）

　　A. 形成超微结构，呈分子状，分散效果好，因此易于吸收

　　B. 由于形成了包合物，药物的化学性质发生了改变

　　C. 药物被包藏于环糊精筒状结构内形成超微粒分散物，释药速度慢，副反应低

　　D. 环糊精能被人体吸收、利用代谢，无积蓄作用，无毒无害

　　E. 固体包合物基本不受外界影响，所以比单纯客分子化学性质稳定

5. 下列有关微型胶囊特点叙述不正确的是（　　）

　　A. 微囊的囊膜有隔离作用，可提高药物的稳定性

　　B. 微囊不同性质的囊材可达到控释或缓释作用

　　C. 微囊制备工序连贯，能实现自动化生产

　　D. 用适宜材料制成微囊可具有靶向性

E. 可包裹活细胞或生物活性物质

6. 下列有关微型胶囊制备方法叙述不正确的是（　　　）

　　A. 以明胶为囊材时，加入甲醛进行固化

　　B. 其化学特点是不需加凝聚剂

　　C. 制备方法有物理化学法、物理机械法和化学法三类

　　D. 单凝聚法属于化学法

　　E. 复凝聚法利用具有相反电荷的高分子材料作囊材

7. 以明胶为囊材制备微型胶囊时，所采用的固化方法是（　　　）

　　A. 加入强酸性介质中　　　　　　　　B. 加入明胶进行缩醛反应

　　C. 加入冰水中　　　　　　　　　　　D. 加入强碱性介质中

　　E. 加入甲醛进行胺醛缩合反应

8. 微囊的质量评价不包括（　　　）

　　A. 微囊囊形　　　B. 药物含量　　　C. 包封率　　　D. 药物的溶出度

　　E. 微囊大小

9. 毫微囊的直径在（　　　）

　　A. 10～1000nm　　B. 10～100nm　　C. 10～1000μm　　D. 10～100μm

　　E. 1～1000μm

10. 下列有关脂质体叙述不正确的是（　　　）

　　A. 可用逆相蒸发法制备脂质体

　　B. 结构为类脂质双分子层

　　C. 水溶性药物在多层脂质体中包封量最大

　　D. 具靶向性，俗称"药物导弹"

　　E. 可分为单室脂质体和多室脂质体

11. 适宜制备脂质体混悬型注射剂的方法是（　　　）

　　A. 薄膜分散法　　B. 溶剂注入法　　C. 超声波分散法　　D. 冷冻干燥法

　　E. 空气悬浮法

12. 下列有关缓释制剂特点叙述不正确的是（　　　）

　　A. 可达到定位给药作用

　　B. 可保持平稳的血药浓度，避免出现峰谷现象

　　C. 可减少服药次数

　　D. 可在较长时间内持续释药

　　E. 非恒速地释放药物

13. 下列有关控释制剂叙述不正确的是（　　　）

　　A. 恒速释药

　　B. 释药速度接近一级速率

　　C. 能避免某些药物引起中毒

　　D. 可得到比缓释制剂更稳定的血药浓度

E. 以预定的速度在预定的时间内释药

14. 适合制成缓、控释制剂的药物是（　　）

    A. 较难吸收的药物　　　　　　　　B. 生物半衰期小于 1h 的药物

    C. 生物半衰期大于 24h 的药物　　　D. 需频繁给药的药物

    E. 一次服用剂量大于 1g 的药物

15. 不是以降低扩散速度为主要原理制备缓、控释制剂的工艺为（　　）

    A. 包衣　　　　　B. 制成微型胶囊　　C. 制成植入剂　　　D. 制成药树脂

    E. 胃内滞留型

16. 下列有关渗透泵定时释药系统叙述不正确的是（　　）

    A. 是利用渗透压原理制成的定时释药制剂

    B. 以聚氧乙烯、聚维酮（PVP）等为促渗剂

    C. 能以零级速度释药，释药速率不受释放介质、胃肠蠕动的影响

    D. 用醋酸纤维素等进行外层包衣

    E. 用激光将近药物层的半透膜打上释药小孔

17. 关于靶向制剂的特点叙述不正确的是（　　）

    A. 可提高药品的安全性、有效性、可靠性、患者顺从性

    B. 进入体内后分布于全身

    C. 增加用药安全性

    D. 增强药物稳定性

    E. 可达到缓释的作用

18. 被动靶向制剂在体内主要集聚于（　　）

    A. 脾　　　　　　　　　　　　　　B. 肝

    C. 骨髓　　　　　　　　　　　　　D. 肝、脾、骨髓以外的部位

    E. 肝、脾、骨髓

19. 下列不属于靶向制剂的是（　　）

    A. 复乳　　　　　B. 纳米粒　　　　　C. 微囊　　　　D. 脂质体

    E. 磁性制剂

20. 物理化学靶向制剂不包括（　　）

    A. 磁导向制剂　　　　　　　　　　B. 热敏靶向制剂

    C. pH 敏感靶向制剂　　　　　　　　D. 前体药物

    E. 动脉栓塞靶向制剂

21. 在磁性靶向制剂中常用的磁性物质是（　　）

    A. $FeSO_4$　　　　B. ZnO　　　　C. $FeCl_3$　　　　D. TiO_2

    E. Fe_2O_3

【B 型题】

[22～26]

    A. HPMC　　　　B. L－HPC　　　C. PVP　　　　D. PEG

E. PVA

22. 羟丙基甲基纤维素（　　）

23. L－羟丙基纤维素（　　）

24. 聚维酮（　　）

25. 聚乙二醇类（　　）

26. 聚乙烯醇（　　）

[27～31]

A. 速效制剂　　　B. 缓释制剂　　　C. 控释制剂　　　D. 靶向制剂

E. 前体药物制剂

27. 在人体中经生物转化，释放出母体药物的制剂属（　　）

28. 水溶性骨架片剂属（　　）

29. 胃内漂浮片剂属（　　）

30. 渗透泵型片剂属（　　）

31. 固体分散体属（　　）

[32～35]

A. 丙三醇　　　B. 聚乙二醇　　　C. 明胶　　　D. β－环糊精

E. 卵磷脂

32. 可用于制备包合物的是（　　）

33. 可用于制备固体分散体的是（　　）

34. 可用于制备脂质体的是（　　）

35. 可用于制备微囊的是（　　）

[36～39]

A. 二步乳化法　　　　　　B. 溶剂－熔融法

C. 饱和水溶液法　　　　　D. 薄膜分散法

E. 溶媒－非溶剂法

36. 用于制备β－环糊精包合物的方法有（　　）

37. 用于制备微囊的方法有（　　）

38. 用于制备固体分散体的方法有（　　）

39. 用于制备脂质体的方法有（　　）

【X型题】

40. 下列制备微型胶囊的方法属于物理化学法的有（　　）

A. 溶媒－非溶剂法　　　　　B. 空气悬浮法

C. 单凝聚法　　　　　　　　D. 改变温度法

E. 复凝聚法

41. 制成β－环糊精包合物的目的有（　　）

A. 增强挥发性药物的挥发性　　　B. 掩盖药物的不良气味

C. 实现液体药物固体化　　　　　D. 增强药物的溶解性

E. 提高药物的稳定性

42. 固体分散体制备时，常用的水溶性载体有（　　）
    A. 聚乙二醇　　　　　　　　　B. 乙基纤维素
    C. 聚维酮类（PVP）　　　　　D. 表面活性剂
    E. 胆固醇

43. 用凝聚法制备微囊时，可以作为固化剂的是（　　）
    A. 甲醛　　　B. 丙酮　　　C. 乙醇　　　D. CaCl$_2$
    E. 强酸性介质

44. 下列关于缓释制剂叙述正确的为（　　）
    A. 减少给药次数　　　　　　　　　B. 按一级速度释药
    C. 血药浓度平稳，避免了血药浓度的峰谷现象　　　D. 释药速度恒定
    E. 服药总剂量减少

45. 制备脂质体常用的方法有（　　）
    A. 薄膜分散法　　B. 高压乳匀法　　C. 溶剂注入法　　D. pH 梯度法
    E. 冷冻干燥法

46. 可提高药物稳定性的技术方法有（　　）
    A. 固体分散技术　　　　　　　B. 微囊化技术
    C. 前体药物制剂法　　　　　　D. 脂质体包封技术
    E. β - 环糊精包合技术

47. 下列属于靶向给药的制剂有（　　）
    A. 毫微囊　　B. 磁导向制剂　　C. 固体分散体　　D. 脂质体
    E. 微囊

48. 缓释制剂可分为（　　）
    A. 骨架分散型缓释制剂　　　　B. 缓释膜剂
    C. 缓释微囊剂　　　　　　　　D. 缓释乳浊液
    E. 注射用缓释制剂

49. 下列有关靶向制剂叙述正确的有（　　）
    A. 分为被动靶向、主动靶向和物理化学靶向三类
    B. 是指载药微粒被巨噬细胞摄取，转运到肝、脾等器官
    C. 通过载体将药物浓集于特定的组织、器官、细胞或细胞内结构
    D. 分为磁导向制剂和热敏感制剂
    E. 药物的安全性、有效性、可靠性、顺应性均可提高

50. 脂质体的特点有（　　）
    A. 靶向性　　　　　　　　　　B. 缓释性
    C. 降低药物毒性　　　　　　　D. 提高药物稳定性
    E. 提高药效，减小剂量

51. 固体分散技术中常用的载体材料有（　　）

A. 水溶性高分子材料　　　　　B. 水难溶性高分子材料

C. 肠溶性高分子材料　　　　　D. 胃溶性高分子材料

E. 以上均非

二、名词解释

1. 缓释制剂

2. 控释制剂

3. 靶向制剂

4. 微型包囊

5. 脂质体

6. 环糊精包合技术

7. 固体分散体

8. 自乳化口服释药系统

9. 微型灌肠剂

10. 生物黏附制剂

11. 药树脂

三、填空题

1. 在药物形成的 β - 环糊精包合物中，有包合作用的外层分子叫_____，被包合在 β - 环糊精空穴中的药物叫_____。

2. 微囊与微球的直径通常为 $0.01 \sim 2000\mu m$，直径大小以微米计的称作_____，以纳米计的称作_____。

3. 一般微囊的直径小于 $3\mu m$ 时可被_____中的巨噬细胞摄取，直径是_____的微囊通常被肺的最小毛细血管床以机械滤过方式截留，被巨噬细胞摄取进入肺组织。

4. 同一种药物用不同的载体制成固体分散体，其溶出度不同。用水溶性载体可制成_____制剂；用水难溶性载体可制成_____制剂；用肠溶性载体可制成肠溶制剂。

5. 固体分散体的制备方法包括_____、_____、_____、_____和_____。

6. 脂质体进入人体内可被巨噬细胞作为异物吞噬，静脉给药时，能集中在单核吞噬细胞系统，70% ~89% 聚集在_____中。

7. 脂质体的制备方法可分为_____和_____两类。

8. 长效制剂通常包括_____和_____。

9. 按骨架材料性质分类，骨架型缓释、控释制剂分为_____、_____和_____。

10. 靶向制剂分为_____、_____和_____。

四、是非题

1. 药物被高分子材料包裹成药库型小囊，称作微囊。药物分散在高分子材料中，形成骨架型微小球状实体，称作微球。（　　）

2. 微囊在靶区的浓集主要取决于囊材的性质，而与微囊的大小无关。（　　）

3. 用微囊包裹活细胞或生物活性物质，可使其在体内发挥生物活性作用，并具有良好的生物相容性和稳定性。（　　）

4. 在环糊精包合物中，环糊精与被包合的药物的分子数量比是固定的，但随着药物种类不同其比例值有所不同。（　　）

5. 靶向制剂通过载体将药物浓集于特定的组织、器官、细胞或细胞内，而在身体的其他部位药物浓度很小，毒副作用低。（　　）

6. β-环糊精包合物的制备是将β-环糊精在加热的条件下溶于水中制成饱和溶液，再将药物均匀分散在β-环糊精饱和溶液中。（　　）

7. 单凝聚法制备微囊是将药物分散在明胶（囊材）溶液中，加入强亲水性电解质硫酸钠水溶液或强亲水性的非电解质乙醇等（凝聚剂），使明胶分子凝聚成凝聚囊自溶液中析出即可，不必再反复凝聚与解凝聚。（　　）

8. 熔融法制备固体分散体的关键是迅速冷却。（　　）

9. 小单室脂质体，简称SUVs，粒径0.02~0.08μm，又称为纳米脂质体。（　　）

10. 缓释制剂中药物溶出速度较慢，而扩散速度与常规剂型相同。（　　）

五、简答题

1. 简述常用的环糊精包合物的制法。
2. 简述单凝聚法制备微囊的工艺流程。
3. 简述制备固体分散体常用的载体。
4. 简述用熔融法制备固体分散体的方法。
5. 简述制备脂质体常用的方法。
6. 简述靶向微球的制备方法。
7. 简述制备不溶性骨架缓释片的方法。

六、论述题

论述环糊精包合技术在中药制剂中的应用。

参 考 答 案

一、选择题

【A型题】

1. C　2. A　3. B　4. B　5. C　6. B　7. E　8. C　9. A　10. C　11. C　12. A

13. B 14. D 15. E 16. C 17. B 18. E 19. C 20. D 21. E

【B 型题】

22. A 23. B 24. C 25. D 26. E 27. E 28. B 29. C 30. C 31. A

32. D 33. B 34. E 35. C 36. C 37. E 38. B 39. D

【X 型题】

40. ACDE 41. BCDE 42. ACD 43. ADE 44. ACE 45. ACDE 46. ABCDE

47. ABDE 48. ABCDE 49. ACE 50. ABCDE 51. ABC

二、名词解释

1. 缓释制剂是指用药后能在较长时间内缓慢的非恒速释放药物以达到长效作用的制剂。

2. 控释制剂是指药物能在预定的时间内缓慢的恒速释放，使血药浓度长时间恒定维持在有效浓度范围的制剂。

3. 靶向制剂又称靶向给药系统（TDS），是指通过载体将药物浓集于靶组织、靶器官、靶细胞或细胞内结构的给药系统。

4. 微型包囊即微囊，指利用天然的或者合成的高分子材料（囊材）作为囊膜壁壳，将固态或者液体药物（囊心物）包裹而成的药库型微囊。

5. 脂质体又称为类脂小球或液晶微囊，是将药物包藏在类脂质双分子层形成的薄膜中间所得到制成的超微型球状小囊泡。

6. 环糊精包合技术是指以环糊精为主分子，包合某种客分子，形成包合物的技术。

7. 固体分散体是药物以分子、胶态、微晶等状态均匀分散在某一固态载体物质中所形成的分散体系。

8. 自乳化口服释药系统是由药物、油相、非离子型表面活性剂和潜溶剂形成的均一透明的溶液，是在乳浊液研究基础上发展起来的一种新型制剂。

9. 微型灌肠剂是以中草药为原料制成的经肛门灌入直肠而起全身或局部治疗作用的小剂量（不超过 5ml）的液态制剂。

10. 生物黏附制剂是指两种物质其中至少有一种具有生物属性，在外力影响下通过表面张力作用使此两种物质界面较持久的紧密接触而粘在一起的状态。

11. 药树脂是将阴离子型药物或阳离子型药物分别交换于阴离子树脂或阳离子树脂上生成药树脂复合物，将此复合物包衣后的制剂。

三、填空题

1. 主分子   客分子

2. 微囊或微球   毫微囊、毫微球

3. 肝、脾   7 ~ 12μm

4. 速释   缓、控释

5. 熔融法   溶剂法   溶剂 - 熔融法   研磨法   喷雾干燥法

6. 肝、脾

7. 被动载药法　　　主动载药法

8. 缓释制剂　　　控释制剂

9. 生物溶蚀性骨架制剂　　　亲水凝胶骨架制剂　　　不溶性骨架制剂

10. 主动靶向制剂　　　被动靶向制剂　　　物理化学靶向制剂

四、是非题

1. √　2. ×　3. √　4. ×　5. √　6. √　7. ×　8. √　9. √　10. ×

五、简答题

1. 环糊精包合物常用的制法有饱和水溶液法、研磨法、超声波法。

（1）饱和水溶液法是先将环糊精与水配成饱和水溶液，然后将水溶性药物直接加入到环糊精饱和水溶液中；水难溶性固体药物，可加少量丙酮或异丙醇等有机溶剂溶解，再加入到环糊精饱和水溶液中；水难溶性液体药物，可直接或先溶于少量有机溶剂中，再加入到环糊精饱和水溶液中，而后搅拌直至成为包合物。

（2）研磨法是将环糊精与2~5倍量的水研匀，加入客分子化合物后再在研磨机或乳钵中研磨2~5h，研磨成糊状，低温干燥后再用有机溶剂洗净、干燥即可。

（3）超声波法是在环糊精饱和水溶液中加入客分子药物溶解后，立即用超声波破碎仪或超声波清洗机选择合适强度、超声适当时间，以代替搅拌力，使客分子被包合，然后过滤、洗涤、干燥即可。此法简便、快捷。

2. 单凝聚法制备微囊的工艺流程如下（以明胶为囊材）：

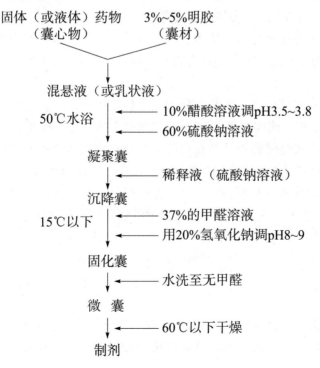

3. 制备固体分散体常用的载体有水溶性载体、水不溶性载体 、肠溶性载体。水溶性载体有聚乙二醇类（PEG）、聚维酮类（PVP）、表面活性剂类等；水不溶性载体有乙基纤维素、含季胺基团的聚丙烯酸树脂类、脂质类（胆固醇、β-谷甾醇、棕榈醇甘油酯、巴西棕榈蜡及蓖麻油蜡）等；肠溶性载体有纤维素类（醋酸纤维素酞酸酯、羟丙甲纤维素酞酸酯、羟甲乙纤维素）、聚丙烯酸树脂类等。

4. 用熔融法制备固体分散体方法如下：将药物与载体混合均匀后加热至熔融，也可将载体加热熔融后再加入药物搅拌使熔；然后将熔融物在剧烈搅拌下迅速冷却成固体，或将熔融物倾倒在不锈钢板上成薄膜，在板的另一面吹冷空气或用冰水使之骤冷成固体。本法关键在于高温下的迅速冷却，在高温过饱和状态下，胶态晶核形成，而不致形成粗晶。也可将熔融物滴入冷凝液中使之迅速收缩、凝固成丸，这样制成的固体分散体俗称滴丸。

5. 脂质体的制备方法可分为两类：被动载药法和主动载药法。被动载药法是指脂质体的形成和药物的装载同步完成，包括薄膜分散法、逆相蒸发法、二次乳化法、溶剂注入法、冷冻干燥法、去污剂分散法。主动载药法是指先制备不含药物的空白脂质体，再借助特定药物装载动力来实现药物的跨膜装载，包括 pH 梯度法、硫酸铵梯度法、醋酸钙梯度法、离子载体。主动载药法一般较被动载药法制备的脂质体包封率高，但主动载药法对药物性质有特殊要求，并不适合所有药物。

6. 靶向微球的制备方法有四种：乳化加热固化法、交联固化法、挥发溶媒法和喷雾干燥法。

（1）乳化加热固化法是将含药白蛋白水溶液用植物油（蓖麻油、棉籽油等）乳化成 W/O 型乳浊液，另取油加热至 120℃ ~ 180℃，在搅拌下将上述初乳加入到热油中，继续搅拌使白蛋白乳滴固化，分离、洗涤即得。

（2）交联固化法是指药物与载体溶液混合后，将其分散在互不混溶的介质中，利用带有氨基的高分子材料易和其他化合物相应的活性基团发生反应，在交联剂作用下交联制得微球。

（3）挥发溶媒法是将药物与基质分散于有机溶媒中，再在搅拌下逐滴加到含适当浓度的高分子溶液中，使成 O/W 型乳浊液。挥发有机溶媒，洗涤、干燥微球即得。

（4）喷雾干燥法是将药物分散在可降解生物材料的溶液中，用喷雾法将此混合物喷入热气流中，使产生的液滴在短暂的热空气冲击下干燥固化得到微球。

7. 不溶性骨架片有三种制备方法。①将药物粉末与骨架材料颗粒混合压片；②将药物粉末与骨架材料粉末混合，加入含有同种骨架材料的有机溶媒润湿，混合均匀制成软材后制粒、压片；③将药物粉末溶解在骨架材料的有机溶液中，然后将有机溶媒蒸发除去，形成一种药物嵌于骨架材料的固—固溶液，制粒后压片。

六、论述题

环糊精包合技术在中药制剂中的应用主要有以下几个方面：①提高药物的稳定性。药物嵌入环糊精空穴内，减少了与外界环境的接触机会，从而提高了药物的稳定性。

②增加难溶性药物的溶解度。环糊精包合物外部为亲水性，因此难溶性药物被 CD 包合后，能增加药物在水中的溶解度和制剂的溶出速率，易于吸收。③保留挥发性成分。挥发油被 CD 包合后，可减少挥发，延长药效和保存期。④掩盖不良气味。药物被包藏于环糊精筒状结构内，原有的气味被掩盖。⑤调节释药速度。环糊精是一种单分子胶囊，药物被包藏在环糊精分子中形成超微粒分散物，药物可均匀缓释出来，使毒性和刺激性降低。⑥提高药物的生物利用度。药物形成环糊精包合物后，其溶解性、膜通透性、蛋白结合性均随之改变，并由于包合物成分子状态，使药物分子易通过生物细胞膜和血－脑屏障，从而提高药物的生物利用度。⑦可使易挥发或液体药物固体化，便于制剂。如挥发油、脂溶性维生素等形成环糊精包合物后，既可由液体转变成固体粉末，又可防止挥发，便于加工成其他剂型。

第十九章　中药制剂的稳定性与有效性

习　题

一、选择题

【A 型题】

1. 药物的有效期是指药物含量降低（　　）

　　A. 10% 所需的时间 　　　　　　　　B. 50% 所需的时间

　　C. 63.2% 所需的时间 　　　　　　　D. 5% 所需的时间

　　E. 90% 所需的时间

2. 在口服剂型中，药物吸收的快慢顺序大致是（　　）

　　A. 散剂＞水溶液＞混悬液＞胶囊剂＞片剂＞包衣片剂

　　B. 包衣片剂＞片剂＞胶囊剂＞散剂＞混悬液＞水溶液

　　C. 水溶液＞混悬液＞散剂＞胶囊剂＞片剂＞包衣片剂

　　D. 片剂＞胶囊剂＞散剂＞水溶液＞混悬液＞包衣片剂

　　E. 水溶液＞混悬液＞散剂＞片剂＞胶囊剂＞包衣片剂

3. 关于影响化学反应速度的因素叙述错误的是（　　）

　　A. 温度升高反应速度加快

　　B. 一级降解反应中药物浓度与反应速度成正比

　　C. pH 越高制剂稳定性越强

　　D. 固体吸湿后结块甚至潮解

　　E. 光线照射可能发生氧化反应

4. 与药物通过血液循环向组织转移过程相关的因素是（　　）

　　A. 解离度　　　　B. 血浆蛋白结合率　C. 溶解度　　　　　D. 给药途径

　　E. 制剂类型

5. 下列有关影响分布的因素叙述不正确的是（　　）

　　A. 体内循环与血管透过性 　　　　　B. 药物与血浆蛋白结合的能力

　　C. 药物的理化性质 　　　　　　　　D. 药物与组织的亲和力

　　E. 给药途径和药物剂型

6. 药物排泄的主要器官是（　　　）
　　A. 肾　　　　　　　　B. 消化道　　　　　　C. 胆汁　　　　　　D. 汗腺
　　E. 脾脏

7. 影响药物代谢的因素不包括（　　　）
　　A. 给药途径　　　　　　　　　　　B. 药物的稳定性
　　C. 给药剂量和药物剂型　　　　　　D. 酶抑或酶促作用
　　E. 合并用药

8. 关于药物通过生物膜转运的特点表述正确的是（　　　）
　　A. 被动扩散的物质可由高浓度区向低浓度区转运，转运的速度为一级速度
　　B. 促进扩散的转运速率低于被动扩散
　　C. 主动转运借助于载体进行，不需消耗能量
　　D. 被动扩散会出现饱和现象
　　E. 胞饮作用对于蛋白质和多肽的吸收不是十分重要

9. 药物口服后的主要吸收部位是（　　　）
　　A. 口腔　　　　　　　B. 胃　　　　　　　　C. 小肠　　　　　　D. 大肠
　　E. 脾脏

10. 影响药物制剂稳定性的处方因素不包括（　　　）
　　A. pH 值　　　　　B. 广义酸碱催化　　　C. 溶剂　　　　　　D. 光线
　　E. 离子强度

11. 影响固体药物氧化的因素有（　　　）
　　A. 温度　　　　　　B. 光线　　　　　　　C. 溶剂　　　　　　D. pH 值
　　E. 离子强度

12. 不是药物降解途径的是（　　　）
　　A. 异构化　　　　　B. 氧化　　　　　　　C. 还原　　　　　　D. 水解
　　E. 中和

13. 关于中药固体制剂的防湿措施叙述不正确的是（　　　）
　　A. 减少水溶性杂质　　　　　　　　B. 制成颗粒
　　C. 调节 pH　　　　　　　　　　　D. 采用防湿包衣
　　E. 采用防湿包装

14. 在接近药品实际贮存条件下进行的评价中药制剂稳定性的试验方法是（　　　）
　　A. 低温试验法　　　B. 经典恒温法　　　C. 常规试验法　　　D. 长期试验法
　　E. 加速试验法

15. 影响药物制剂稳定性的外界因素是（　　　）
　　A. 温度　　　　　　B. 溶剂　　　　　　C. 离子强度　　　　D. 表面活性剂
　　E. 填充剂

16. 酚类药物降解的主要途径是（　　　）
　　A. 水解　　　　　　B. 光学异构化　　　C. 氧化　　　　　　D. 聚合

E. 脱羧

17. 下列关于药物代谢叙述正确的是（   ）

    A. 药物代谢是药物在体内经药物代谢酶等作用，发生物理化学变化的过程

    B. 大多数药物的代谢过程是活化过程

    C. 药物的代谢过程是可逆的

    D. 药物代谢的主要部位在肾脏

    E. 药物代谢反应的主要类型有氧化、还原、水解、结合

18. 生物利用度高的剂型是（   ）

    A. 蜜丸   B. 胶囊   C. 滴丸   D. 栓剂

    E. 橡胶膏剂

【B 型题】

[19～22]

    A. 口服给药   B. 肺部吸入给药   C. 经皮全身给药   D. 静脉注射给药

    E. 直肠给药

19. 有首过效应的是（   ）

20. 没有吸收过程的是（   ）

21. 控制释药的是（   ）

22. 起效速度同静脉注射的是（   ）

[23～24]

    A. 药物含量下降 50% 所需要的时间

    B. 药物的血药浓度下降 50% 所需要的时间

    C. 药物在体内消耗 50% 所需要的时间

    D. 药物含量降低 10% 所需要的时间

    E. 药物含量下降到 10% 所需要的时间

23. 在制剂稳定性研究中，$t_{1/2}$ 的含义是（   ）

24. 在制剂稳定性研究中，$t_{0.9}$ 的含义是（   ）

[25～28]

    A. 生物利用度   B. 绝对生物利用度

    C. 相对生物利用度   D. 溶出度

    E. 生物半衰期

25. 在规定溶剂中，药物从固体制剂中溶出的速度和程度，称为（   ）

26. 试验制剂与参比制剂血药浓度 - 时间曲线下面积的比值，称为（   ）

27. 试验制剂与其静脉给药参比制剂的血药浓度 - 时间曲线下面积的比值，称为（   ）

28. 药物体内血药浓度消除一半所需要的时间，称为（   ）

[29～32]

    A. 水解   B. 氧化   C. 聚合   D. 变旋

E. 晶型转换

29. 导致制剂中穿心莲内酯不稳定的主要原因是（　　　）

30. 导致制剂中黄芩苷不稳定的原因是（　　　）

31. 洋地黄酊制备时多采用70%乙醇浸出，其目的之一是防止药物（　　　）

32. 制剂中药物有效成分具有酚羟基结构者易被（　　　）

[33~36]

  A. 防止还原   B. 延缓水解

  C. 防止氧化   D. 增加挥发油稳定性

  E. 降低反应速度

33. 制成 β – CD 包合物可以（　　　）

34. 将溶液的溶剂由水换为乙醇可以（　　　）

35. 低温贮存可以（　　　）

36. 控制药物中微量金属离子的含量可以（　　　）

[37~38]

  A. 延缓水解的方法   B. 防止氧化的方法

  C. 制备稳定衍生物的方法   D. 改进工艺的方法

  E. 防止光照的方法

37. 制成前体药物是（　　　）

38. 片剂包衣是（　　　）

【X 型题】

39. 影响药物化学反应速度的主要因素有（　　　）

  A. 药物的浓度   B. 温度   C. pH   D. 水分

  E. 光线

40. 某药肝脏首过作用较大，可选用的剂型是（　　　）

  A. 肠溶片剂   B. 舌下片剂   C. 口服乳浊液   D. 透皮给药系统

  E. 气雾剂

41. 生物药剂学中，剂型因素对药效的影响包括（　　　）

  A. 辅料的性质及用量   B. 药物的剂型和给药方式

  C. 制剂的质量标准   D. 药物的物理性质

  E. 药物的化学性质

42. 下列有关药物表观分布容积叙述正确的是（　　　）

  A. 表观分布容积大，表明药物在血浆中浓度小

  B. 表观分布容积表明药物在体内分布的实际容积

  C. 表观分布容积有可能超过体液量

  D. 表观分布容积的单位是 L 或 L/kg

  E. 表观分布容积具有生理学意义

43. 关于影响化学反应速度的因素叙述正确的有（　　　）

A. 一般来说，温度升高，制剂中药物的反应速度加快，稳定性下降

B. 一级降解反应的速度与制剂中药物浓度一次方成正比

C. 液体制剂通常在某特定的 pH 条件下比较稳定

D. 光线能加速制剂中光敏性成分的氧化、水解、聚合

E. 一般而言，固休制剂较液体制剂稳定

44. 稳定性试验的考核方法有 （   ）

A. 留样观察法   B. 温度加速活化能估算法

C. 吸湿加速试验法   D. 光照加速试验法

E. 常规试验法

45. 易水解的药物有 （   ）

A. 苷类   B. 含酚羟基类   C. 酰胺类   D. 挥发油类

E. 酯类

46. 药物制剂包装在稳定性方面的意义有 （   ）

A. 避光   B. 防湿   C. 抗外力破坏   D. 美观

E. 分剂量

47. 药物在贮藏中，易产生泛油现象的成分为 （   ）

A. 苷类   B. 油脂   C. 鞣质   D. 挥发油

E. 蛋白质

48. 影响药物稳定性的因素有 （   ）

A. 制剂工艺   B. 液体制剂的溶剂

C. 温度   D. 光线

E. 包装材料

二、名词解释

1. 半衰期

2. 有效期

3. 生物药剂学

4. 生物利用度

5. 表观分布容积

三、填空题

1. 某药的反应速度为一级反应速度，其中 $k = 0.02018$，此药的有效期为_____。

2. 药物代谢的主要部位在_____，药物代谢反应的主要类型有_____、_____、_____、_____等。

3. 衡量制剂中药物进入体循环的相对速度和相对程度的是_____。

4. 肾清除率是指单位时间内从_____与_____的比值。

5. 普通制剂的生物利用度和生物等效性试验中，有关药物动力学参数的求算值主

要有_____、_____、_____和_____；_____用实测值，不得内推。

四、是非题

1. 生物利用度的大小可以反映药物吸收速度与吸收量的变化。（　　）

2. 药物一级反应的生物半衰期与首次服用的剂量有关。（　　）

3. 为迅速达到血浆峰值，可以每次用药量加倍。（　　）

4. 用于比较同一药物两种剂型生物等效性的药物动力学参数是 AUC、C_{max}、t_{max}。
（　　）

5. 药物的灭活和消除速度主要决定作用持续时间。（　　）

6. 制成前体制剂不能改变药物的吸收性能。（　　）

7. 解离型药物比难解离型药物易于吸收。（　　）

8. 主动转运为顺浓度梯度转运。（　　）

9. 弱碱性药物如麻黄碱、苯丙胺在十二指肠以下吸收较差。（　　）

10. 大多数药物吸收的机制是不消耗能量、不需要载体，而是药物从高浓度侧向低浓度侧的移动过程。（　　）

五、简答题

1. 中药制剂稳定性考察有几种方法？

2. 影响中药制剂有效性的主要因素有哪些？

3. 影响中药制剂稳定性的主要因素有哪些？

4. 延缓中药制剂水解的方法有哪些？

5. 防止中药制剂氧化的方法有哪些？

6. 防止药物变旋、聚合反应的方法有哪些？

7. 简述生物利用度的测定方法。

六、计算题

1. 已知某中药制剂为一级分解反应，制备时浓度为 40mg/mL，在室温中贮存 1 个月（30 天）后，分析其含量下降为 30mg/mL，试求其半衰期（$t_{1/2}$）和有效期（$t_{0.9}$）各为多少天？

2. 已知某药物为一级分解反应，制成水溶液后，经留样观察到 300 天，测其浓度为原始浓度的 50%，试求此药物的分解常数（K）和有效期（$t_{0.9}$）各为多少？

参 考 答 案

一、选择题

【A 型题】

1. A　2. C　3. C　4. B　5. E　6. A　7. B　8. A　9. C　10. D　11. B　12. E　13. C　14. D　15. A　16. C　17. E　18. C

【B 型题】

19. A　20. D　21. C　22. B　23. A　24. D　25. D　26. C　27. B　28. E
29. A　30. B　31. A　32. B　33. D　34. B　35. E　36. C　37. C　38. D

【X 型题】

39. ABCDE　40. ABDE　41. ABDE　42. ACD　43. ABCDE　44. ABCDE
45. ACE　46. ABC　47. BD　48. ABCDE

二、名词解释

1. 半衰期（即 $t_{1/2}$）是指反应物消耗一半所需要的时间。

2. 有效期（即 $t_{0.9}$）是指在药物的降解反应中，降解 10% 所需的时间。

3. 生物药剂学是研究药物及其剂型在体内的吸收、分布、代谢与排泄过程，阐明药物的剂型因素、机体生物因素和药物疗效之间相互关系的科学。

4. 生物利用度系指药物被吸收进入血液循环的速度和程度。

5. 表观分布容积是指体内药物分布平衡后，体内药量与血药浓度之间相互关系的一个比例常数，常以 V_d 表示，单位为 L 或 L/kg。

三、填空题

1. 5h

2. 肝脏　氧化　还原　水解　结合

3. 生物利用度

4. 肾脏排出的某一药物的总和　当时血药浓度

5. 生物半衰期　峰浓度　达峰时间　血药浓度－时间曲线下面积 C_{max} 和 t_{max}

四、是非题

1. √　2. ×　3. ×　4. √　5. √　6. ×　7. ×　8. ×　9. ×　10. √

五、简答题

1. 中药制剂稳定性的测定方法有：留样观察法、化学动力学法、比较实验法、经验法等。

2. 影响中药制剂有效性的因素有：生理因素、剂型因素（剂型种类、制备工艺、赋形剂与附加剂等）、药物的理化性质、药物的相互作用。

3. 影响中药制剂稳定性的因素有：水分、温度、空气中的氧、pH 值、金属离子、光线、包装材料等。

4. 延缓中药制剂水解的方法有：制成干燥的固体剂型、改变溶媒或制成非水溶液、调节 pH 值、低温贮存、保持干燥、密封良好等。

5. 防止中药制剂氧化的方法有：降低温度和避免光照、控制微量金属离子、驱氧

（煮沸、通入惰性气体等）、添加抗氧剂、调节 pH 值等。

6. 防止药物变旋、聚合反应的方法有：调节 pH 值、添加阻滞剂、制成加成物、降低温度等。

7. 生物利用度的测定方法有：尿药总量法、血药浓度法、体外溶解速率法等。

六、计算题

1. 解：已知　$C_0 = 40mg/mL$　　$C = 30mg/mL$

所以　　　$K = \dfrac{2.303}{t} \times lg\dfrac{C_0}{C} = \dfrac{2.303}{30} \times lg\dfrac{40}{30} = 0.0096$（／天）

$$t_{1/2} = \dfrac{0.693}{K} = \dfrac{0.693}{0.0096} \approx 72$$（天）

$$t_{0.9} = \dfrac{0.1054}{K} = \dfrac{0.1054}{0.0096} = 11$$（天）

答：该制剂的半衰期为 72 天，有效期为 11 天。

2. 解：已知　$C_0 = 100$　　$C = 50$

所以　　　$K = \dfrac{2.303}{t} \times lg\dfrac{C_0}{C} = \dfrac{2.303}{300} \times lg\dfrac{100}{50} = 0.0023$（／天）

$$t_{1/2} = \dfrac{0.693}{K} = \dfrac{0.693}{0.0023} \approx 301$$（天）

答：该药物的分解常数为 0.0023，有效期为 301 天。

第二十章 药物制剂的配伍变化

习 题

一、选择题

【A 型题】

1. 下列有关药物配伍变化叙述错误的是 （   ）
    A. 药物在配合使用后发生协同作用、拮抗作用或副作用，称为药理学的配伍变化
    B. 药物在配合使用后作用减弱或消失，或产生毒副作用，称为药理学的配伍禁忌
    C. 药物在制备、贮藏和使用过程中发生理化方面的配伍变化，称为药剂学的配伍变化
    D. 药物配合使用后产生药理性质改变，如溶解性能、分散状态等变化，称为药理配伍变化
    E. 药物之间发生了化学反应（氧化、还原、分解、水解、取代、聚合等）而导致药物成分的改变，产生沉淀、变色、产气或发生爆炸等现象，称为化学配伍变化

2. 下列药物配伍后产生的现象属于物理配伍变化的是 （   ）
    A. 两种以上药物配伍后产生沉淀
    B. 两种以上药物配伍后产生气体
    C. 两种以上药物配伍后产生变色现象
    D. 两种以上药物配伍后产生吸湿现象
    E. 以上都是

3. 下列药物配伍后产生的现象属于化学配伍变化的是 （   ）
    A. 两种以上药物配伍后出现溶解度的改变
    B. 两种以上药物配伍后出现液化
    C. 两种以上药物配伍后产生变色现象
    D. 两种以上药物配伍后产生吸湿现象

E. 两种以上药物配伍后产生结块现象

【B 型题】

[4 ~ 6]

    A. 溶解度改变   B. 变色   C. 吸湿   D. 有毒物质

    E. 沉淀

4. 中药颗粒与含结晶水的药物相互配伍时，药物易发生（   ）

5. 含朱砂的中药制剂七厘散如与碘化钾配伍，会产生（   ）

6. 含柴胡皂苷的中药与拳参等含鞣质的中药提取液配伍，可生成（   ）

[7 ~ 8]

    A. 拮抗作用   B. 发生爆炸   C. 产气   D. 粒径的改变

    E. 变色

7. 以上现象属于药理学配伍变化的是（   ）

8. 以上现象属于物理学配伍变化的是（   ）

【X 型题】

9. 以下属于药物制剂配伍用药目的的是（   ）

    A. 增强疗效   B. 减少毒副作用

    C. 克服药物的偏性或副作用   D. 经济合理

    E. 使用方便

10. 药物制剂配伍变化的类型有（   ）

    A. 药剂学配伍变化   B. 物理学配伍变化

    C. 药理学配伍变化   D. 化学配伍变化

    E. 生物学配伍变化

11. 下列属于物理配伍变化中影响溶解度改变的因素有（   ）

    A. 煎煮过程   B. 药渣吸附   C. 增溶作用   D. 溶剂影响

    E. 贮藏过程

12. 下列能引起化学配伍变化中产生浑浊或沉淀的有（   ）

    A. 生物碱与苷类   B. 有机酸与生物碱

    C. 无机离子的影响   D. 鞣质和生物碱

    E. 鞣质和其他成分结合

13. 化学配伍变化可能出现的现象包括（   ）

    A. 产生浑浊或沉淀   B. 产生有毒物质

    C. 变色   D. 产气

    E. 发生爆炸

14. 下列属于药理学配伍变化的现象有（   ）

    A. 协同作用   B. 拮抗作用

    C. 毒副作用   D. 产生浑浊或沉淀

    E. 产生吸湿现象

二、名词解释

1. 药物配伍变化
2. 药剂学配伍变化
3. 药理学配伍变化
4. 拮抗作用
5. 协同作用

三、填空题

1. 红花与当归、川芎配伍体现了药理学配伍变化的_____作用。

2. 甘草的主要成分为甘草酸，水解后生成_____，具有糖皮质激素样作用，与某些西药联用可导致疗效降低或产生不良反应。

3. 石膏的主要成分为_____，常温下每 100g 水可溶解硫酸钙 0.21g，_____时硫酸钙的溶解度最大。

4. 含钙中药与红霉素联合应用，可避免_____被胃酸破坏，从而提高其抗菌作用。

5. 糊化淀粉可增加芦丁的溶解度，是由于形成了_____。

6. 樟脑、冰片与_____混合时可发生液化。

7. 碳酸氢钠或氧化镁粉末能使大黄粉末变为_____，这种变色现象在光照、高温、高湿环境中反应更快。

8. 注射液的配伍变化可分为_____和_____两个方面。

9. 甘露醇注射液一般含_____甘露醇，为过饱和溶液。当加入氯化钠、氯化钾溶液时，则容易析出_____。

10. 测定注射液变化点的 pH 时，若 pH 值移动范围大，说明该注射液_____产生变化。

四、是非题

1. 含钙中药与红霉素联合应用，体现的是药理学配伍变化作用中的拮抗作用。（　　）

2. 鹤草酚与植物油联合应用，体现的是药理学配伍变化作用中的增加毒副作用。（　　）

3. 物理的配伍变化，系指药物在配伍制备、贮存过程中，发生分散状态或物理性质的改变，影响到制剂的外观或内在质量。（　　）

4. 含树脂的醇性制剂，或薄荷脑、尼泊金等醇溶液，与水性制剂配伍时可能产生沉淀。（　　）

5. 当牛黄解毒片与核黄素同服时，不会影响大黄的抑菌作用。（　　）

6. 具有中枢兴奋作用的麻黄碱可对抗催眠药巴比妥类药物的作用，而巴比妥类药

物可减轻麻黄碱的中枢兴奋作用，故治疗哮喘时二者经常合用。（　　）

7. 含树脂的醇性制剂，或薄荷脑、尼泊金等醇溶液，与水性制剂配伍时能混合均匀。（　　）

8. 药液中有效成分或杂质为高分子物质时，放置过程中受空气、光线等影响，胶体易"陈化"析出沉淀。（　　）

9. 胶体溶液不能因加入电解质或其他脱水剂使胶体分散状态破坏而产生沉淀。（　　）

10. 5%硫喷妥钠注射液加入氯化钠注射液不发生变化，但加入含乳酸盐的葡萄糖注射液则会析出沉淀。（　　）

11. 安定注射液含40%丙二醇、10%乙醇，当与5%葡萄糖或0.9%氯化钠注射液配伍时不会析出沉淀。（　　）

12. 预测药液配伍变化时，pH值移动范围越小，则说明药液越不容易产生pH配伍变化。（　　）

五、简答题

1. 药理学配伍变化包括哪几方面？
2. 物理配伍变化包括哪几方面？
3. 简述药物发生配伍变化的处理方法。

六、论述题

1. 试述注射剂产生配伍变化的因素。
2. 试述发生药物配伍变化的处理原则。

参 考 答 案

一、选择题

【A型题】
1. B　2. D　3. C
【B型题】
4. C　5. D　6. E　7. A　8. D
【X型题】
9. ABC　10. ABCD　11. ABCDE　12. ABCDE　13. ABCDE　14. ABC

二、名词解释

1. 药物配伍变化是指药物配伍应用后在理化性质或生理效应方面产生的变化。
2. 药剂学配伍变化是指药物在制备、贮藏和使用过程中发生的物理或化学方面的配伍变化。

3. 药理学配伍变化是指药物合并使用后发生的协同作用、拮抗作用或毒副作用。

4. 拮抗作用系指两种或两种以上药物合并使用后使作用减弱或消失，不宜配伍使用。

5. 协同作用系指两种或两种以上药物合并使用后使药物作用增加。

三、填空题

1. 协同

2. 甘草次酸

3. 硫酸钙　　42℃

4. 红霉素

5. 淀粉 – 芦丁的复合体

6. 薄荷脑

7. 红色

8. 药理　　药剂

9. 20%　　甘露醇结晶

10. 不易

四、是非题

1. ×　2. √　3. √　4. √　5. ×　6. √　7. ×　8. √　9. ×　10. √　11. ×

12. ×

五、简答题

1. 药理学配伍变化包括以下几个方面：①协同作用；②拮抗作用；③增加毒副作用。

2. 物理配伍变化包括以下几个方面：①溶解度的改变；②吸湿、潮解、液化与结块；③粒径或分散状态的改变。

3. 为了减少或避免药物制剂之间发生配伍变化，有以下处理原则：①审查处方，了解用药意图；②控制制备工艺和贮藏条件。

六、论述题

1. 注射剂产生配伍变化的因素有以下几个方面：①溶剂组成的改变。②pH 值的改变。注射液的 pH 值是其重要的稳定因素，由于 pH 值的改变，有些药物会产生沉淀或加速分解。③缓冲容量。许多注射液的 pH 值由所含成分或加入的缓冲剂的缓冲能力所决定，具有缓冲能力的溶液其 pH 值可稳定在一定范围，从而使制剂稳定。④原辅料的纯度和盐析作用。注射液之间发生的配伍变化也可能由原辅料的纯度引起。⑤成分之间的沉淀反应。某些药物可直接与输液或另一注射液中的某种成分反应。⑥混合浓度、顺序及其稳定性的影响。两种以上药物配伍后出现沉淀，与其浓度和放置时间有关；改变混合顺序可避免有些药物混合后产生觉淀。⑦附加剂的影响。注射液中附加剂如缓冲剂、助溶剂、抗氧剂、稳定剂等加入，与药物之间可能出现配伍变化。

2. 发生药物配伍变化的处理原则包括以下几个方面：

（1）改变贮存条件。有些药物在病人使用过程中，由于贮存条件如温度、空气、光线等会加速沉淀、变色或分解，故应在密闭及避光的条件下贮存，可以贮于棕色瓶，发出的剂量不宜多。

（2）改变调配次序。改变调配次序往往能克服一些不应产生的配伍禁忌。

（3）改变溶媒或添加助溶剂。改变溶媒是指改变溶媒容量或改变成混合溶媒。此法常用于防止或延缓溶液剂析出沉淀或分层。视情况有时也可添加助溶剂。

（4）调整溶液 pH 值。pH 的改变能影响很多微溶性药物溶液的稳定性，应将溶液调节在适宜的 pH 值范围内。

（5）改变有效成分或改变剂型。在征得医师的同意后，可改换有效成分，但应力求与原成分的作用相类似，用法也尽量与原方一致。